Hermann Munk

Ueber die Functionen der Grosshirnrinde

Hermann Munk

Ueber die Functionen der Grosshirnrinde

ISBN/EAN: 9783742894502

Hergestellt in Europa, USA, Kanada, Australien, Japan

Cover: Foto ©berggeist007 / pixelio.de

Manufactured and distributed by brebook publishing software
(www.brebook.com)

Hermann Munk

Ueber die Functionen der Grosshirnrinde

UEBER DIE FUNCTIONEN

DER

GROSSHIRNRINDE.

GESAMMELTE MITTHEILUNGEN AUS DEN JAHREN 1877—80

MIT EINLEITUNG UND ANMERKUNGEN

VON

HERMANN MUNK
PROFESSOR AN DER UNIVERSITÄT UND DER THIERARZNEISCHULE ZU BERLIN.

MIT HOLZSCHNITTEN UND EINER LITHOGRAPHIRTEN TAFEL.

BERLIN, 1881.
VERLAG VON AUGUST HIRSCHWALD.
NW. UNTER DEN LINDEN 68.

DEN HERREN

EMIL DU BOIS-REYMOND

UND

RUDOLF VIRCHOW

IN VEREHRUNG UND DANKBARKEIT

GEWIDMET.

Vorwort.

Indem ich meine Veröffentlichungen über die Functionen der Grosshirnrinde aus den Jahren 1877—80 hier gesammelt vorlege, will ich die durch verschiedene Zeitschriften zerstreuten Mittheilungen leichter zugänglich machen, insbesondere einem grösseren ärztlichen Kreise, der bisher auf unvollkommene und öfters missverständliche Referate angewiesen war. Ich verspreche mir davon einen wesentlichen Nutzen für das Gebiet, in welchem das rechte Ineinandergreifen von physiologischem Versuche und pathologischer Beobachtung zu raschen und schönen Fortschritten verhelfen kann.

Auf eine Einleitung, welche den Stand der Dinge, von dem ich auszugehen hatte, darlegt, folgen — nur mit ganz unwesentlichen redactionellen Aenderungen — die Mittheilungen, wie sie zuerst zum Druck gelangt sind und ein getreues Bild der Fortschritte der Untersuchung und der Erkenntniss gewähren. In den Anmerkungen, welche den einzelnen Mittheilungen nachfolgen, habe ich Citate, Erläuterungen und kritische Bemerkungen hinzugefügt.

Berlin, November 1880.

Hermann Munk.

Inhalt.

Projection der Retinae auf die Sehsphären von neuem controlirt.
Die verschiedenen Abschnitte der Retina höchstwahrscheinlich un-
gleichartig projicirt. Stelle des directen Sehens besonders gut in
der Hirnrinde repräsentirt.

Volle Seelenblindheit des Hundes verbunden mit Rindenblindheit für die Stellen des directen Sehens und deren Umgebung.
Gesichtsvorstellungen; Anschauungs- und Erinnerungsbilder;
Kennen oder Erkennen. Vorübergehende Functionsunfähigkeit von
Rindenelementen als Ursache der Seelenblindheit ausgeschlossen
durch die mögliche Beeinflussung der Restitution. Einseitige
Seelenblindheit; ihre Restitution abhängig von der Benutzung des
gegenseitigen Auges. Wirklicher Verlust der mit Erinnerungsbildern besetzten Vorstellungselemente durch die Exstirpation von
A_1. Die Sammlung der Erinnerungsbilder in A_1 verständlich durch
die Bedeutung der Aufmerksamkeit für die Gesichtsvorstellungen;
Bürgschaften für. die Richtigkeit des Verständnisses. Restitution
von der Seelenblindheit abhängig von der Ausdehnung der Rindenblindheit. Zusammenfassung der Ergebnisse für die Gesichtsvorstellungen. Theilweiser Verlust der Gesichtsvorstellungen durch
Partialexstirpationen von A_1.

Bemerkung über den Geruchssinn des Hundes in Bezug auf
den Seelenblindheitsversuch. Dem Versuche, die Erscheinungen
der Seelenblindheit auf das excentrische Sehen zurückzuführen,
liegt ein Gedankenfehler zu Grunde.

Sehsphäre des Affen. Beiderseitige Hemiopie nach einseitiger
Sehsphären-Exstirpation; Versuche von Luciani und Tamburini. Volle Rindenblindheit und höchst unbedeutende Restitution
nach nicht ganz vollkommener Exstirpation der Rinde beider Hinterhauptslappen. Linksseitige temporale Hemiopie nach Exstirpation
der linken Hälfte, rechtsseitige nasale Hemiopie nach Exstirpation
der rechten Hälfte der Rinde des linken Hinterhauptslappens; volle
linksseitige Rindenblindheit nach Exstirpation der temporalen
Hälfte am linken und der nasalen Hälfte am rechten Hinterhauptslappen. Rindenblindheit in allen Fällen andauernd. Projection
der Retinae auf die Sehsphären; die Macula lutea zugeordnet der
Mitte der Convexität beider Hinterhauptslappen. Hier auch höchstwahrscheinlich Sitz der mit Erinnerungsbildern besetzten Vorstellungselemente.

Riechsphäre des Hundes. Anatomisches. Hund mit fast voll-
kommenem Fehlen des Geruchssinnes; Sectionsbefund. Was in
der Rinde der Gyri hippocampi die Riechsphären erkennen lässt.

Einleitung.

Der erste grosse Erfolg, welchen die Physiologie des Grosshirns mit Flourens' Versuchen zu verzeichnen hatte, wurde zugleich verhängnissvoll für ihren Fortschritt. Als Flourens* die Grosshirnhemisphären als den Sitz des Willens und der Wahrnehmungen nachwies, lehrte er zugleich als Ergebniss der Versuche, dass alle Theile des Grosshirns in gleicher Weise mit dessen Functionen betraut wären, eine functionelle Differenz einzelner Abschnitte des Grosshirns nicht weiter bestände. Gleichviel wo und wie das Grosshirn fortschreitend abgetragen würde, immer sollten alle Wahrnehmungen und alles Wollen gleichmässig abnehmen und schliesslich zugleich erlöschen; und wenn die Verstümmelung, welche den Verlust aller Functionen mit sich gebracht hatte, nicht gar zu gross gewesen, sollte der Rest des Grosshirns nach einiger Zeit unvollkommen oder sogar vollkommen die Functionen des ganzen Grosshirns wiedergewinnen, indem alle Wahrnehmungen und alles Wollen wiederum gleichmässig sich wieder einstellten. Da nun überdies, wie es schon Lorry** gefunden hatte und Flourens bestätigte, keinerlei Angriff des Grosshirns irgend eine Reaction, weder Bewegung noch Empfindung, herbeiführen sollte, so konnte mit der soweit gewonnenen Einsicht die experimentelle Forschung am Grosshirn sogleich auch abgeschlossen scheinen.

---

* Archives générales de Médecine. 1. ann. T. 2. 1823. p. 321. — Recherches expérim. sur les propriétés et les fonctions du système nerveux. Paris. 1. édit. 1824; 2. édit. 1842.

** Mémoires présentés à l'Académie d. sc. par divers savans. T. 3. 1760. p. 352.

Fast ein halbes Jahrhundert blieb Flourens' Lehre bestehen. Verwundert muss man sich jetzt fragen, wie das möglich war, da doch einerseits schon die Durchsicht von Flourens' Mittheilungen unschwer seine Versuche als unzureichend,
seine Beobachtungen als zu wenig genau, seine Schlüsse als zu
weit gehend erkennen lässt, andererseits die pathologischen Erfahrungen, insbesondere betreffs der Aphasie, und nicht minder
die anatomischen Ergebnisse mittlerweile Anlass genug geboten
hatten, an Flourens' Lehre irre werden zu lassen. Gewiss
mit Recht hat man viele Schuld dem Missgeschicke zugeschrieben, dass bei den wiederholten, selbst elektrischen Reizungen
des Grosshirns dieses immer und immer wieder durchaus unerregbar
sich erwies. Aber noch mehr doch hat, wie ich meine, ein anderer
Umstand dazu beigetragen, dass in dem langen Zeitraume, in
welchem sonst überall die Physiologie so mächtig fortschritt,
die Lehre vom Grosshirn so ganz stagnirte. Ausser der einen
Methode der Reizung, welche versagt hatte, bot sich nur noch
die zweite Methode der Exstirpation in der einen oder der anderen Form dar, und diese Methode erschien gar zu grob und
gar zu aussichtslos gegenüber der Feinheit und der Verwickelung
des zu prüfenden Gebildes; trotz Flourens' grundlegenden Versuchen und vielleicht eben wegen seiner eigenen weiteren Versuche wurde das „Hirnschneiden" oder „Hirnbohren" mehr als
ein grausames, denn als ein wissenschaftliches Vorgehen ange-
sehen. Dass wir heute gerade dieser Methode unsere so sehr
vervollkommnete Kenntniss vom Grosshirn verdanken, liefert
einen neuen schätzbaren Beleg, wie der Entwickelung der Wissen-
schaft die Bahnen sich nicht vorzeichnen lassen.

Erst im Jahre 1870 wurde durch die Untersuchung von
Fritsch und Hitzig* der Bann, unter welchem das Grosshirn
so lange sich befunden hatte, gelöst. Entgegen den früheren
Angaben wiesen Fritsch und Hitzig nach, dass auf elektrische
Reizung gewisser Stellen an einer vorderen Partie der Convexität des Grosshirns bestimmte combinirte Muskelcontractionen
der gegenüberliegenden Körperhälfte erfolgen. Und da hier auf

---

* Ueber die elektrische Erregbarkeit des Grosshirns. Reichert's
u. du Bois-Reymond's Archiv, 1870. S. 300.

die Reizung der verschiedenen Rindenstellen verschiedene Muskel-kelgruppen in Thätigkeit traten, da ferner durch die Reizung der übrigen Convexität keine Muskelbewegung herbeigeführt wurde, und da endlich auch nach Exstirpation einer jener Rindenstellen gewisse Bewegungsstörungen an demjenigen Kör-pertheile zu beobachten waren, dessen Muskeln auf Reizung derselben Rindenstelle in Bewegung gerathen waren, so schlossen Fritsch und Hitzig: dass Flourens' Meinung irrig, und dass „sicher einzelne seelische Functionen, wahrscheinlich alle, zu ihrem Eintritt in die Materie oder zur Entstehung aus derselben auf circumscripte Centra der Grosshirnrinde angewiesen sind".

Dieser bahnbrechenden Untersuchung reihten sich dann in rascher Folge zahlreiche weitere Bestrebungen an, und als ich im Jahre 1876 an die Untersuchung des Grosshirns herantrat, hatte das neuentstandene physiologische Gebiet bereits eine grosse Litteratur aufzuweisen. Aber zu durchgreifenden Er-folgen hatten alle die vielen Untersuchungen doch so wenig ge-führt, dass selbst die functionelle Ungleichwerthigkeit der ver-schiedenen Theile der Grosshirnrinde noch durchaus bestritten war, geschweige denn dass die Functionen eben dieser Theile sichergestellt gewesen wären. Im grossen und ganzen war der Stand der Dinge damals folgender.

Allgemein anerkannt war, dass auf elektrische Reizung, wenn der Angriff innerhalb einer gewissen Strecke an der Con-vexität des Grosshirns erfolgt, Bewegungen eintreten und zwar bestimmte, verschiedenen Stellen jener Strecke entsprechend verschiedene Bewegungen, dass dagegen jede Bewegung ausbleibt, wenn ein anderer Theil der Convexität von der Reizung be-troffen ist. Die reizbaren Stellen der Grosshirn-Oberfläche und die Reizerfolge waren bei einer ganzen Anzahl von Thierspecies untersucht. Auch war der Einfluss verschiedener Umstände, wie des Aethers, des Morphiums, des Curare, der Apnoe, der Verblutung u. s. w. auf die Reizbarkeit verfolgt, und es war er mittelt*, dass diese Reizbarkeit im frühesten Lebensalter fehlt

---

* Soltmann, Experimentelle Studien über die Functionen des Grosshirns der Neugeborenen. Jahrbuch für Kinderheilkunde, Neue Folge, Bd. 9. 1875. S. 106.

und mit der Zeit erst sich einstellt. Woher der Reizerfolg
rührt, ob von der Erregung der grauen Rinde selbst oder von
der Erregung der darunter befindlichen weissen Substanz, war
nicht entschieden. Schliesslich war darüber alles einig, dass
die Reizversuche für sich allein es nicht sicher zu beweisen vermögen, dass motorische oder psychomotorische Functionen in
dem der reizbaren Strecke zugehörigen Abschnitte der Grosshirnrinde ihren Sitz haben, dass vielmehr für einen solchen Beweis wesentlich die Erfolge der Exstirpationsversuche als mit
massgebend oder sogar als entscheidend anzuerkennen seien.

Die Versuche mit beschränkter Exstirpation der Rinde oder
auch der Rinde und der benachbarten weissen Substanz innerhalb der reizbaren Strecke der Grosshirn-Oberfläche hatten indess die erwartete Entscheidung nicht geliefert.

Es waren nicht eigentliche Lähmungen (Paralysen), welche
als Folgen der Exstirpationen zur Beobachtung kamen, sondern
Störungen der Art, dass z. B. das betroffene Bein ausrutschte,
sich beliebig verschieben liess, beim Gehen falsch aufgesetzt
wurde u. dgl. m. Darin hatte Hitzig* eigenthümliche Motilitätsstörungen, Störungen des Muskelbewusstseins, Unfähigkeit
sich vollkommene Vorstellungen über den Körpertheil zu bilden,
gesehen und die motorische Function der reizbaren Rindenstrecke
damit erwiesen geglaubt; ja, unter denen, welche ihm folgten,
hatten sogar Carville und Duret die Störungen, welche ihnen
als „un manque de spontanéité et de direction dans le mouve-
ment partiel“ erschienen, geradezu als eine eigenartige Paralyse
aufgefasst, welcher sie den Namen „paralysie de la motricité
volontaire corticale“ gaben**. Allein auf der anderen Seite
waren dieselben Störungen mehrfach als Sensibilitätsstörungen
angesprochen worden, so von Nothnagel*** als Störungen des
Muskelsinns, von Schiff† als Störungen der Hautsensibilität,

---

   * S. o. S. 2. — Untersuchungen über das Gehirn. Berlin 1874.
— Reichert's u. du Bois-Reymond's Archiv, 1874. S. 392.
   ** Arch. de Physiologie norm. et pathol. 2. série. T. 2. 1875.
p. 352.
   *** Virchow's Archiv, Bd. 57. 1873. S. 184.
   † Lezione sopra il systema nervoso encephalico. Firenze 1874.
p. 529. — Archiv für experimentelle Pathologie. Bd. 3. 1875. S. 171.

welche er zuerst bei diesen Thieren geschädigt gefunden hatte; und auf Grund dessen war die motorische Function der reizbaren Rindenstrecke durchaus in Abrede gestellt worden.

Dazu kam noch als erschwerender Umstand, dass die durch die Exstirpationen gesetzten Störungen, wie es Nothnagel zuerst bemerkt hatte, mit der Zeit sich wieder ausglichen, manchmal schon in einem oder wenigen Tagen, manchmal erst in längerer Zeit. Infolge dessen hatten die Vertreter der Localisation der Functionen in der Grosshirnrinde nach dem Ersatze für die verlorene Rindenpartie zu suchen gehabt; und wenn auch Carville und Duret einen beliebigen Rindenabschnitt derselben Hemisphäre, Soltmann den symmetrischen Abschnitt der zweiten Hemisphäre dafür in Anspruch genommen hatten, so war doch zur selben Zeit schon von jeder der beiden Parteien die Annahme der anderen widerlegt. Hitzig selber auch hatte hier bloss auf verschiedene Möglichkeiten hinzuweisen vermocht, wie eine solche Restitution trotz der Ungleichwerthigkeit der verschiedenen Rindenabschnitte denkbar wäre. Nichts thatsächliches stand daher entgegen dem Schlusse, welchen Nothnagel, Hermann* u. A. aus der Restitution gezogen hatten, dass eine strenge Localisation der geistigen Functionen auf bestimmte Centren der Grosshirnrinde nicht vorhanden oder wenigstens noch nicht nachgewiesen wäre.

Noch schlimmer stand es um die Ergebnisse derjenigen Untersuchungen, bei welchen ausserhalb des Bereiches der reizbaren Strecke der Grosshirn-Oberfläche oder doch über diesen Bereich hinausgehend Rindenexstirpationen vorgenommen worden waren.

Allerdings hatte Ferrier** eine Fülle der wichtigsten Ermittelungen gemeldet. Für jeden Abschnitt der Grosshirnrinde des Affen hatte er dessen besondere Functionen anzuzeigen

---

* Pflüger's Archiv, Bd. 10. 1875. S. 77.

** Proceedings of the R. Soc. of London, Vol. 22. p. 229 (March 5, 1874); Vol. 23. p. 431 (May 13, 1875). — Experiments on the brain of monkeys; second series. Philosoph. Transact. Vol. 165. 1875. Part II. p. 433. (Diese ausführliche Mittheilung der vorher nur kurz mit ihren Resultaten angezeigten Untersuchung ist auch in besonderem Abdrucke erschienen.)

vermocht. Im Gyrus angularis hatte er das Sehcentrum, dicht
darunter im Gyrus temporo-sphenoidalis superior das Hörcentrum,
in der tieferen Partie des Schläfenlappens das Centrum des Geschmacks und (im Uncus*) das Centrum des Geruchs, im Gyrus
hippocampi* und Hippocampus major das Tastcentrum, in
der Umgebung der Fissura Rolandi die Centren der willkürlichen
Bewegung, in den Hinterhauptslappen das Hungercentrum
(Centrum für die Visceralgefühle) gefunden; die Abtragung der
Frontalregionen endlich hatte er deutlich die Intelligenz schä-
digen sehen und die Fähigkeit aufzumerken. Sehcentrum, Hörcentrum, Geschmackscentrum und die motorischen Centren standen
zu der entgegengesetzten, das Geruchscentrum aber zu derselben
Körperhälfte in Beziehung. Die Lähmungen nach Zerstörung
motorischer Centren waren andauernd; dagegen war die einseitige
Blindheit nach Zerstörung eines Gyrus angularis, so lange der
gleichnamige Gyrus der anderen Seite noch unversehrt war, nur
vorübergehend und verlor sich äusserst rasch, und erst durch
Zerstörung beider Gyri angulares trat beiderseitige Blindheit für
die Dauer ein. Alles dies hatten dem beispiellos glücklichen
Experimentator 24, sage vierundzwanzig Exstirpationsversuche
an 21 Affen ergeben**. Aber gerade so wie Ferrier selber
nicht der mindeste Zweifel an seinen Ermittelungen geblieben
war, gerade so konnte, wer seine Versuche musterte, auch nicht
den mindesten Glauben allen jenen Ergebnissen beimessen. Nur
ein einziges Mal war es bei Ferrier's Versuchen zur Verheilung
der Wunde gekommen; sonst hatten die Thiere bloss einige
Stunden oder höchstens einige Tage die Operation überlebt, und
dann hatten sie noch sehr bald nach der Operation sich in der
übelsten Verfassung befunden, da gewöhnlich in 24—36 Stunden,

---

* Ich wende immer die bei uns gebräuchlichen Benennungen an,
durch welche auch in der Obersteiner'schen Uebersetzung (Braunschweig
1879) von Ferrier's „The functions of the brain" (London 1876) die
englischen Benennungen ersetzt sind.

** 5 Versuche betrafen die Hinterhauptslappen, 4 die Gyri angulares,
3 die motorischen Gyri, 4 die Stirnlappen, 3 die Hippocampalregion, endlich 5 die Schläfenlappen. — Die Mittheilung enthält noch einen Versuch
an den Thalami optici, der, im Verein mit einer gelegentlichen Wahrnehmung bei einem der anderen Versuche, Ferrier auch die Functionen der
Thalami optici entschleiert hat. Dieser Versuch bleibt hier ausser Betracht.

öfters aber schon viel früher Prostration, Krämpfe, Coma eingetreten waren. Auch war von einer eigentlichen Untersuchung, von einer Controlirung der Resultate, ja selbst nur von einer sorgsamen Prüfung der Thiere gar keine Rede gewesen: roh war operirt, roh beobachtet, roh geschlossen. Ganz willkürlich waren vielfach die Folgen der Operationen aufgefasst, indem weder Blindheit, noch Taubheit, noch Unfähigkeit zu schmecken oder zu riechen u. s. w. wirklich aus den Beobachtungen hervorging; und ebenso willkürlich waren die Folgen der Exstirpation von den Folgen der Nebenverletzungen, der Erschöpfung, der Entzündung getrennt. So stellten sich die Versuche als nichts anderes dar, denn als schlecht zurechtgemachte Belege vorgefasster Meinungen: weil Ferrier bei seinen Reizversuchen Bewegungen an den Augen, den Ohren, der Nase u. s. w., welche auf die Reizung gewisser Abschnitte der Grosshirnrinde eingetreten waren, für Erscheinungen der Reizung von Sinnescentren genommen hatte, mussten die Exstirpationen eben dieser Abschnitte Blindheit, bez. Taubheit u. s. w. mit sich bringen; weil das die althergebrachte und anscheinend gut begründete Meinung war, mussten die Stirnlappen als Sitz der Intelligenz sich herausstellen; und dgl. mehr. Durchaus entsprechend ihrem Werthe hatten darum die Ferrier'schen Versuche in dem schwebenden Streite, bei Freund wie Feind der Localisation, gar keine Beachtung weiter gefunden.

Etwa gleichzeitig mit Ferrier hatte dann auch Hitzig hier angegriffen, doch war er nicht so glücklich wie früher gewesen. Er hatte im Juli 1874 folgendes veröffentlicht*: „Man kann durch Abtragungen im Bereiche des Hinterlappens (Gyri n. o. Fig. 3 meines Buches „„Untersuchungen über das Gehirn"") Blindheit des gegenüberliegenden Auges und paralytische Dilatation der entsprechenden Pupille hervorbringen. Die Erscheinungen der halbseitigen Blindheit sind so charakteristisch, dass ein Irrthum darüber unmöglich ist. Andererseits entstehen bei dieser Methode leicht Nebenverletzungen, deren Einfluss ich noch nicht hinreichend habe feststellen können. Jedoch wird die Annahme, dass es sich hierbei um die Grosshirnhemisphäre selbst

---

* Centralblatt f. d. medicin. Wiss. 1874. S. 548.

handelt, durch die Beobachtung unterstützt, dass Reizung der gleichen Stelle eine starke und anhaltende Verengerung der Pupille nach sich zieht." Da aber hier die Nebenverletzungen sogar das noch in Frage stellten, ob es sich um die Grosshirnhemisphäre selbst bei der Blindheit handelte, so war ein sicherer Nachweis, wie er zu erstreben war, dass die Exstirpation einer bestimmten und zwar nicht motorischen Rindenpartie Blindheit zur Folge hat, natürlich nicht erzielt. Und noch mehr an Werth verringert war die Mittheilung dadurch, dass einige Monate später Hitzig selber weiter angegeben hatte*, dass grössere Verletzungen des Hinterhirns dieselbe Störung — den von ihm so genannten „Defect der Willensenergie", d. h. einen Mangel des Widerstandes gegen passive Bewegungen der Extremitäten — nach sich zögen, wie gewisse Verletzungen des Vorderhirns.

Endlich war Goltz** durch ausgedehnte Zerstörungen der Grosshirnrinde, welche er in grosser Zahl vorgenommen hatte, wiederum zu ganz anderen Ergebnissen gelangt. Gleichviel wo die Rinde zerstört war, ob vorn oder hinten, stets waren dieselben Störungen der Bewegung, der Empfindung und des Sehvermögens zur Beobachtung gekommen, nur um so hochgradiger, je ausgedehnter die Verletzung war; und der grössere Theil dieser Störungen war mit der Zeit wieder verschwunden, ein kleiner Theil war für immer zurückgeblieben. In diesen Erfahrungen hatte Goltz die Widerlegung der Flourens'schen Lehre gesehen, dass nach grossen Verstümmelungen des Grosshirns der erhaltene Rest desselben die Functionen des ganzen Grosshirns wiedergewinnen sollte; zugleich aber hatte er die Erfahrungen unvereinbar gefunden mit der Auffassung, nach welcher die verschiedenen Abschnitte der Grosshirnrinde verschiedenen Verrichtungen dienen sollten. Nur die bleibenden Störungen hatte er als Ausfallserscheinungen, als Folgen der Vernichtung der Grosshirnsubstanz gelten lassen; die vergänglichen Störungen dagegen hatte er als Hemmungserscheinungen aufgefasst, als bedingt durch eine Hemmung, welche von der verletzten Hirnstelle aus auf Nervenbahnen für niedere Centren herbeigeführt wird.

---

* Reichert's u. du Bois-Reymond's Archiv, 1874. S. 439.
** Pflüger's Arch. Bd. 13. 1876. S. 1; Bd. 14. 1876—77. S. 412.

Das war die Sachlage, als ich, nach der Einrichtung des physiologischen Laboratoriums der hiesigen Thierarzneischule im October 1876, endlich den längst gehegten Wunsch erfüllen konnte, selber an die schwebenden Grosshirn-Fragen mit dem Versuche heranzutreten. So grossen Eindruck auch im allgemeinen die jüngsten Veröffentlichungen von Goltz gemacht hatten, ich vermochte nicht zu glauben, dass, wo in den niederen Centralorganen die grösste Ordnung herrscht, in den oberen alle Fäden bunt durcheinandergewürfelt seien, und die Localisation der Functionen in der Grosshirnrinde war demgemäss für mich ein physiologisches Postulat. Wenn diese Localisation sich noch nicht streng hatte erweisen lassen, es konnte, meinte ich, nur daran liegen, dass die Exstirpationsversuche, welche den gewünschten Aufschluss geben mussten, in Bezug auf Ort und Grösse der Exstirpation noch nicht genügend variirt worden waren und besonders die nicht reizbare Partie der Grosshirnrinde, welche vielleicht die günstigere Einbruchsstelle abgab, ganz auffällig vernachlässigt war. Etliches Tasten belehrte mich auch bald, dass ich mich nicht getäuscht hatte; und indem ich mich im übrigen ganz vorurtheilslos von den Beobachtungen leiten liess und immer die einfachsten Annahmen für das Verständniss und die weiteren Versuche heranzog, sind die Untersuchungen entstanden, über welche die nachfolgenden Veröffentlichungen berichten.

Erste Mittheilung.

(Auszug aus einem in der Sitzung der Physiologischen Gesellschaft zu Berlin am 23. März 1877 gehaltenen Vortrage.)*

Die Localisation der Functionen in der Grosshirnrinde ist für den Vortragenden ein physiologisches Postulat, und er hat Versuche unternommen, die durch Fritsch und Hitzig[1] so glücklich angebahnte Kenntniss zu vervollkommnen. Obschon er die Untersuchung noch fortzuführen gedenkt, sieht er sich doch zu der folgenden Mittheilung veranlasst, um den jüngsten Veröffentlichungen von Goltz[2] möglichst bald entgegenzutreten. Goltz' Erfahrungen zeigen wohl im allgemeinen, dass nach erheblichen Verstümmelungen des Grosshirns gewisse bedeutsame Störungen für immer zurückbleiben, aber im besonderen lehren sie nichts und können auch nichts darüber lehren, ob und welche Leistungen den einzelnen Abtheilungen des Grosshirns zukommen. Hierfür war die Methode der Ausspülung der Gehirnmasse durch Brunnenwasser unbrauchbar. Denn ausser dass gewisse grosse Gehirnpartieen geradezu fortgenommen wurden, mussten durch den Druck, der sogar häufig die Athmung und den Herzschlag zum Stillstande brachte und zu tagelanger Bewusstlosigkeit führte, wie nicht minder durch das den thierischen Theilen so schädliche Wasser auch noch andere Hirnpartieen, und zwar in ganz unbestimmbarer Lage und Ausdehnung, für kürzere oder längere Zeit functionsunfähig werden. Indem so aber durch die Operation eine noch viel umfangreichere Zerstörung ange-

---

* Verhandlungen der Physiologischen Gesellschaft zu Berlin, 1876 77. No. 16 (ausgegeben am 30. März 1877). — Deutsche medicin. Wochenschrift, 3. Jahrg. No. 13 (31. März 1877). — du Bois-Reymond's Archiv, 1878. S. 599.

richtet wurde, als schon von vorneherein beabsichtigt war und durch die Section zur Feststellung kommen konnte, lässt es sich einerseits nur zu gut begreifen, wie Goltz, mochte er vorn oder hinten die Convexität angreifen, immer gleichartige und höchstens dem Grade nach verschiedene Störungen beobachtete, und ist es andererseits selbstverständlich, dass Goltz' Erfahrungen gegen die Localisation der Functionen in der Grosshirnrinde nicht zu verwerthen sind.

Der Vortragende hat sich auf die Untersuchung der Convexität des Scheitellappens, des Hinterhauptslappens und des Schläfenlappens des Hundehirns beschränkt und stets an mittelgrossen Thieren ungefähr kreisrunde Stücke der Grosshirnrinde von ca. 15 mm. Durchmesser und ca. 2 mm. Dicke exstirpirt, theils an einer Hemisphäre und später symmetrisch an der zweiten, theils symmetrisch an beiden Hemisphären zugleich. Den Exstirpationen am Scheitellappen hatten bekanntlich zuerst Fritsch und Hitzig Bewegungsstörungen folgen sehen; „durch Abtragungen im Bereiche des Hinterlappens" hatte Hitzig, und zwar, wie er glaubte, nicht durch Nebenverletzungen getäuscht, deren Einfluss er noch nicht hinreichend hatte feststellen können, „Blindheit des gegenüberliegenden Auges und paralytische Dilatation der entsprechenden Pupille" hervorgebracht[3]; nach grösseren Verletzungen des Hinterhirns endlich hatte Hitzig seinen sogenannten „Defect der Willensenergie", d. h. einen Mangel des Widerstandes gegen passive Bewegungen der Extremitäten, beobachtet[4]. Die Ergebnisse des Vortragenden waren folgende:

Denkt man sich eine Linie von dem Endpunkte der Fissura Sylvii vertical gegen die Falx gezogen, so giebt diese Linie ungefähr die Grenze ab von zwei scharf getrennten Sphären des untersuchten Grosshirnrinden-Abschnittes — einer vorderen motorischen und einer hinteren sensoriellen Sphäre. Exstirpationen vor der Linie bedingen immer Bewegungsstörungen, Exstirpationen hinter der Linie haben nie, auch nicht spurweise, Bewegungsstörungen zur Folge. Ebenso ziehen den sogenannten „Defect der Willensenergie" nur Exstirpationen vor der Linie nach sich, nicht Exstirpationen hinter der Linie. Im Bereiche der sensoriellen Sphäre wird regelmässig volle Seelenblindheit — ohne jede Veränderung der Pupille — erzeugt, wenn die Exstirpation den Hinterhauptslappen nahe seiner hinteren oberen Spitze trifft (Stelle A_1) [5]; volle Seelentaubheit, wenn die Exstirpation den Schläfenlappen nahe seiner unteren Spitze angreift (Stelle B_1): das Thier hat im ersteren Falle die Erinnerungsbilder der Gesichtsempfindungen, im letzteren Falle die Erinnerungsbilder der Gehörsempfindungen verloren. Nach Exstirpation vor der Stelle A_1 oder unterhalb der Stelle A_1, zwischen dieser und der Stelle B_1, haben sich gar keine Veränderungen an den operirten Thieren wahrnehmen lassen.

Die beiderseitige Exstirpation der Stelle B_1 — die einseitige Exstirpation führt hier nicht zu sicheren Beobachtungen — ist eine so eingreifende Operation, dass derartig verletzte Thiere noch nicht länger als 15 Tage am Leben erhalten worden sind. Innerhalb dieser Zeit hat nur eine spurweise Restitution der Gehörswahrnehmung constatirt werden können. Dagegen hat der Vortragende die Bewegungsstörungen sowohl wie die Seelenblindheit ganz allmählich innerhalb 4—6 Wochen, und zwar stets vollständig, bis auf die letzte Spur, sich verlieren sehen, so dass die operirten Thiere schliesslich sich in nichts mehr von normalen Thieren unterschieden. Die genaue Beobachtung besonders der auf beiden Seiten zugleich operirten Thiere ergab, dass die Thiere von neuem sehen lernten, gerade so wie in der frühesten Jugend.

Danach hält der Vortragende dafür, dass die Grosshirnrinde wirklich, so undenkbar und so wenig einer ernsthaften Behandlung werth auch Goltz eine solche Anschauung erscheint, doch „in verschwenderischem Ueberschuss" angelegt ist, und es kann nach seiner Meinung auch schon deshalb gar nicht anders sein, weil immer neue Vorstellungen, neue Erinnerungsbilder gewonnen werden können. Dass die Grosshirnrinde erst in der Jugend mit Erinnerungsbildern besetzt wird, hat Soltmann's schöne Untersuchung gezeigt [6]. Nun ist es aber nicht anzunehmen, dass gerade die Stelle A_1 die ganze Sehsphäre, die Stelle B_1 die ganze Hörsphäre repräsentirt. Vielmehr glaubt der Vortragende, dass sowohl die Seh- wie die Hörsphäre der Grosshirnrinde ausgedehnter sind, dass in dieser Seh-, bez. Hörsphäre die Erinnerungsbilder in der Reihenfolge etwa, wie die Wahrnehmungen dem Bewusstsein zuströmen, gewissermassen von einem centralen Punkte aus in immer grösserem Umkreise deponirt werden, und dass nach Exstirpation der zur Zeit alle oder die meisten Erinnerungsbilder beherbergenden Stelle A_1, bez. B_1 der Rest der Seh-, bez. Hörsphäre in der Umgebung von A_1, bez. B_1 mit neuen Erinnerungsbildern besetzt wird. Weder ein beliebiger Abschnitt derselben Hemisphäre, noch der symmetrische Abschnitt der anderen Hemisphäre, noch endlich auch bereits besetzte und mit anderen, nur gleichartigen Functionen betraute Nachbarpartieen würden also den Ersatz der verlorenen Grosshirnrindenstelle übernehmen, sondern bis dahin unbesetzte Partieen der vom Verluste betroffenen motorischen, bez. Seh- oder Hörsphäre. Die experimentelle Prüfung dieser Vorstellung durch nachfolgende Exstirpationen der Stellen vor und unterhalb A_1 hat der Vortragende bereits begonnen, doch sind die schwierigen Versuche bisher noch nicht gelungen.

Offenbar hat Goltz infolge der grossen Ausdehnung seiner Zerstörungen der Grosshirnrinde immer die Bewegungs- mit den Sehstörungen verbunden gesehen und, weil zu wenig von der Sehsphäre oder motorischen Sphäre erhalten geblieben war, nie eine völlige Restitution beobachtet; die Hörstörungen sind ihm vermuthlich deshalb entgangen, weil er die Grosshirnrinde nicht tief genug angegriffen und auch nicht an beiden Hemisphären gleichzeitig operirt hat. Seine Annahme, dass durch den Reizungszustand Hemmungsvorgänge von der Grosshirnwunde aus gesetzt seien, welche durch Lähmung gewisser in dem Kleinhirn und seinen Verbindungen gelegenen Centren alle die Störungen veranlassen, welche nicht bleibender Natur sind, ist unzulässig. Nicht bloss sprechen gegen sie die schon von Hitzig[7] vorgebrachten Gründe, sondern es widerlegt sie auch geradezu die Erfahrung. Häufig ist die entzündliche Reaction, welche am 2.—3. Tage nach der Operation eintritt, nur gering und bedingt keine besonderen Erscheinungen. Hin und wieder aber, wenn sie stärker ist, tritt z. B. nach Exstirpation der Stelle vor A_1, an dem bis dahin vom normalen gar nicht abweichenden Thiere nunmehr eine rasch zunehmende Seelenblindheit ein, die nach 1—2 Tagen wieder ganz verschwunden ist. Ist die Reaction noch stärker, dann gesellen sich zur Seelenblindheit in wachsender Stärke auch Bewegungsstörungen hinzu, die aber gleichfalls ebenso rasch ·wie sie entstanden sind, sich wieder zurückbilden. Das thut klar dar, was allein der Reizungszustand der Hirnwunde nach sich zieht: mit der zuerst um sich greifenden und dann sich zurückbildenden Entzündung eine rasch vorübergehende Functionsstörung in der Umgebung der exstirpirten Partie.

Auch am Pferde hat der Vortragende durch die Exstirpation kreisrunder Stellen der Grosshirnrinde von ca. 20 mm. Durchmesser und 2 mm. Dicke das eine Mal, wo er nahe der hinteren oberen Spitze des Hinterhauptslappens operirte, Seelenblindheit, das andere Mal, wo eine Stelle des Scheitellappens angegriffen wurde, Bewegungsstörungen des Vorderbeins, beide Male an der entgegengesetzten Körperhälfte herbeigeführt. Die hier stets eintretenden heftigen Entzündungen haben ihn aber von weiteren Versuchen am Pferde abstehen lassen und um so eher, als die Pferde für die Beobachtung durchaus keine Vorzüge vor den Hunden darboten.

Nachtrag*.

An der Grosshirnrinde des Affen will Ferrier[8] im Gyrus angularis das Sehcentrum, dicht darunter im Gyrus temporosphenoidalis superior das Hörcentrum, in der tieferen Partie des Schläfenlappens die Centren des Geruchs und des Geschmacks, im Gyrus hippocampi (und Hippocampus major) das Tastcentrum, endlich in den Hinterhauptslappen das Hungercentrum (!) gefunden haben. Indess lehrt die einfache Durchsicht von Ferrier's Versuchen, dass überall die Prüfungen der operirten Thiere in ganz unzureichender Weise vorgenommen worden sind und vielfach die allgemeine Depression der Hirnfunctionen, welche beträchtlicheren Grosshirnverletzungen in der Regel nachfolgt, Täuschungen veranlasst hat. Die angeführten Aufstel-

---

* Verhandlungen der Physiologischen Gesellschaft zu Berlin, 1876/77. No. 17 (ausgegeben am 13. April 1877). — Deutsche medicin. Wochenschrift. 3. Jahrg. No. 15 (14. April 1877). — du Bois-Reymond's Archiv, 1878. S. 602.

lungen Ferrier's unterscheiden sich deshalb in nichts von einer
ganz willkürlichen Construction, und ebenso werthlos sind
Ferrier's weitere Angaben über den zeitweiligen oder dauern-
den Charakter der durch die Operation gesetzten Störungen, wie·
über den functionellen Ersatz der Rindenpartie der einen Hemisphäre, durch die gleichwerthige Partie der anderen Hemisphäre.
Gerade auf Grund von Ferrier's Versuchen glaubt übrigens der
Vortragende annehmen zu dürfen, dass die Seh- und Hörsphäre
auch beim Affen dort in dem Hinterhaupts-, bez. Schläfenlappen
gelegen sind, wo er sie beim Hunde gefunden hat.[9]

Anmerkungen.

[1] S. o. S. 2.

[2] S. o. S. 8.

[3] S. o. S. 7. Der Vollständigkeit wegen mag auch noch wörtlich
angeführt sein, was Hitzig in du Bois-Reymond's Archiv 1876 (die
Abhandlung ist mir durch die Güte des Verfassers am 22. Februar 1877
vor der Ausgabe des betr. Heftes zugegangen) hierhergehöriges sagt:
Einem Hunde wurden „zwei Kronen von 11 mm. mit einer stehenbleiben-
den intermediären Knochenbrücke über Hinter- und Schläfenlappen rechterseits aufgesetzt, und sowohl die freiliegende Substanz, als die unter der
Brücke liegenden Partieen auf mindestens 4 mm. Tiefe gänzlich entfernt.
Der lange Durchmesser der Hirnwunde betrug ca. 30 mm. ... Der Hund
wurde auf dem linken Auge blind ..." (S. 697). „Hunde, die in Folge
einer grossen Läsion des Hinterlappens blind geworden sind, .. stossen
mit der Schnauze statt mit der Pfote an diejenigen Dinge an, welche sie
nicht sehen, und treten nicht in's Leere, sondern orientiren sich mit dem
gesunden Auge" (S. 702).

[4] S. o. S. 8. — du Bois-Reymond's Archiv, 1876. S. 696.

[5] Die zwei Stellen waren ursprünglich in meinen beiden ersten
Mittheilungen als A u. B unterschieden. Da ich aber in der dritten Mittheilung mit Bezug auf die dort gegebene Abbildung dieselben Stellen als
A_1 u. B_1 bezeichnet und diese Bezeichnungen auch in der Folge überall
beibehalten habe, so sind hier bei der Sammlung der Mittheilungen die
Benennungen A_1 und B_1 von Anfang an eingeführt worden.

[6] S. o. S. 3.

[7] du Bois-Reymond's Archiv, 1876. S. 708.

[8] S. o. S. 5.

[9] Den Anlass zu diesem Nachtrage gab mir die Discussion, welche
sich an meinen Vortrag in der Physiologischen Gesellschaft knüpfte, da
eine Frage mich belehrte, wie Ferrier's Aufstellungen diejenigen, welche
seine Untersuchung nur aus Referaten kannten, völlig irrezuleiten im Stande
waren. Ich gab mich der Hoffnung hin, dass, wer fernerhin für die Sache

sich interessirte, nach solcher Kritik die Untersuchung von Ferrier im
Original einsehen würde. Indess habe ich in dieser Hoffnung mich getäuscht, und höchstens Ferrier's „Functions of the brain", ein Buch,
in welchem der Verfasser die Haltlosigkeit seiner Aufstellungen vielfach
geschickt verdeckt hat, ist bisher die Quelle der Meisten geblieben, welche
mit der Grosshirn-Physiologie sich beschäftigt oder dieselbe für pathologische Zwecke verwerthet haben. Unter diesen Umständen glaube ich hier
durch den Abdruck der besten Versuche Ferrier's, seiner Versuche über
den Gyrus angularis. an einer Probe die Berechtigung meiner Kritik nachweisen zu sollen. Jeder Zusatz meinerseits wäre überflüssig. Und wie
es hier klar zu Tage tritt, dass dem Autor alle Vorbedingungen für die
Ausführung von derlei Untersuchungen abgingen, so werden meine folgenden Mittheilungen lehren, dass auch nicht eine einzige von Ferrier's
Aufstellungen in der Wirklichkeit begründet ist.

Ferrier's Versuche über den Gyrus angularis.

(Phil. Transact. 1875. Part II. p. 445—51. Die Versuche sind mit äusserster
Gewissenhaftigkeit, sowohl hinsichts der Uebersetzung, wie hinsichts der
Vollständigkeit der Prüfungen, wiedergegeben. Es sind nur die bedeutungs-
losen Sectionsbefunde, die mehrfachen Wiederholungen der Schlüsse und
unwesentliche Angaben in den Einleitungen fortgeblieben.)

Versuch VII.

18. November. Linker Gyrus angularis mit Galvanokauter gebrannt
und zerstört. Linkes Auge sicher mit Pflaster verklebt. Man lässt das
Thier sich von der Chloroformnarkose erholen.

Nach einigen Minuten beginnt es Anstrengungen zu machen, wie
wenn es aufstehen wollte, kann aber nicht auf die Beine kommen. Eine
halbe Stunde darauf sitzt es auf und beginnt vorsichtig herumzutappen,
setzt aber nicht zum Gehen an. Thut nichts, wenn man ein Licht seinem
Auge nähert. Weicht nicht zurück, wenn man es aufhebt und sein Gesicht
nahe an das Licht heranbringt. Gehörs- und Gefühlssinn sind erhalten,
da es auf Geräusch aufführt und auf Kneipen unwillig wird. In seinen
Käfig zu zwei anderen Affen gesetzt, hängt es sich an die Gitterstäbe und
nimmt keine Notiz von seinen Genossen. Will sich nicht aus der ange-
nommenen Position rühren. Etwas später setzt es sich im Käfig hin und
bedeckt den Kopf mit den Händen.

Nach einer Stunde wird es aus dem Käfig genommen und die Bandage vom linken Auge entfernt.

Sofort schaut es um sich, und da es die Thür des Käfigs offen sieht,
rennt es flink und nimmt seinen Weg zu seinen Genossen. Nachdem es
wieder herausgenommen und die Thür geschlossen, rennt es zurück, sieht
nach seinen Genossen und sucht Einlass. An's Licht gehalten, fährt es
zurück und wendet den Kopf ab. Der Wechsel nach der Entfernung der
Bandage ist auffallend und zeigt evident das Wiedervorhandensein des
Sehens an, das verloren gewesen war.

19. November. Vollkommen wohl. Läuft herum. Isst und trinkt wie gewöhnlich. Linkes Auge wieder wie gestern verklebt. Thier auf den Fussboden gesetzt. Sofort läuft es zum Käfig, steckt seine Hand durch das Gitter in eine Schale Wasser und beginnt zu lecken. Das Sehvermögen war also zurückgekehrt trotz der Zerstörung des linken Gyrus angularis.

24. November. Das Thier stirbt an Vereiterung und Nekrose des Schädels, nachdem es an der rechten Hand gelähmt geworden war.

Versuch VIII.

5. Januar. An grossem Affen unter Chloroform die linken motorischen Gyri freigelegt und elektrische Reizversuche an ihnen gemacht (Vers. V.).

5 h. Thier vollkommen bei Bewusstsein. Ist zwei Stunden lang allem Anscheine nach so wohl wie vorher.

7 h. Die Oberfläche der motorischen Gyri kauterisirt.

8 h. Thier wohlauf, isst und trinkt wie zuvor.

9 h. Unter Chloroform linker Gyrus angularis aufgedeckt. Linkes Auge mit Pflaster verschlossen. Man lässt das Thier zu sich kommen. Sobald das Bewusstsein zurückgekehrt, folgt es meinen Bewegungen mit seinem rechten Auge und dreht den Kopf und schaut hin, wenn es angerufen wird. Nimmt etwas Obst in seine linke Hand und sitzt ruhig essend da. Es scheint abgeneigt sich zu bewegen, aus Anlass der motorischen Lähmung seiner rechten Seite. Es sitzt mit seinem rechten Beine untergeschlagen, so dass der Malleolus internus auf dem Fussboden. Manchmal stützt es die rechte Hand mit der linken. Auf Kneipen wird es unwillig. Da das Thier sich so von der Freilegung des Hirns erholt hat, wird der Gyrus angularis sorgfältig mit dem Kauter zerstört. Es sind nicht mehr als zwei Stunden seit der ersten Operation verflossen.

Losgelassen bewegt es sich ein wenig herum, wenn man es neckt, will sich aber nicht von freien Stücken bewegen. Zwingt man es sich zu bewegen, so vermeidet es Hindernisse, wie wenn es noch sähe. Bei Prüfung findet man, dass die Bandage sich gelöst hat und das linke Auge zum Theil offen ist. Nachdem dieser Fehler verbessert, hebt es seine linke Hand und sucht die Bandage vom Auge zu reissen. Daran verhindert, sitzt es still und will sich nicht bewegen. Gestossen und gezwungen sich fortzubewegen, rennt es mit dem Kopfe gegen jeden Gegenstand auf seinem Wege. In ein anderes Zimmer gebracht. sitzt es still mit gesenktem Kopfe und will sich nicht bewegen. Angerufen will es nicht kommen. Zurückgebracht und zur Seite seines Käfigs gesetzt, weigert es weiter sich zu bewegen und wird unwillig, wenn man es aufstört, oder rennt mit seinem Kopfe gegen Gegenstände auf seinem Wege.

Nachdem es eine Stunde in dieser Situation geblieben, wird die Bandage vom linken Auge entfernt. Sogleich beginnt das Thier sich umzuschauen, und beim Namen gerufen, rennt es auf mich zu und sucht in gewohnter Weise auf meine Kniee zu klettern. Dies thut es drei verschiedene Male. Der Wechsel in seinem Verhalten nach der Entfernung der Bandage ist so auffallend wie im Versuch VII. und zeigt das Wiedervorhandensein des Sehens an.

6. Januar. Wegen der Lähmung der rechten Seite und der Vereiterung der Wunde zu Tode chloroformirt.

Versuch IX.

7. April. 3 h. 30 m. Linker Gyrus angularis genau kauterisirt. Linkes Auge sicher mit Pflaster verschlossen. Thier auf den Fussboden gesetzt.

Nach einigen Minuten beginnt das Thier sich herumzubewegen. Die Bewegungen sind ganz unregelmässig, indem es manchmal rückwärts geht und gelegentlich sich rund herum dreht.

4 h. 20 m. Das Thier ist lebhafter, kriecht aber auf dem Fussboden herum und macht keine reguläre Progressivbewegung. Trinkt etwas Thee, den man an seine Lippen bringt.   -

4 h. 55 m. Grunzt oder schilt, wenn man es anruft. Kriecht auf dem Boden herum oder geht rückwärts. Dicht an die Thür seines Käfigs gesetzt, macht es keinen Versuch hineinzugehen oder seinen Genossen zu suchen, der es ängstlich ruft. Gedrängt zu Bewegungen, rennt es gegen Hindernisse auf seinem Wege. Man urtheilt, dass es blind ist.

5 h. Bandage vom linken Auge entfernt. Nach einigen Minuten sichtlichen Staunens und Widerwillens, sich zu bewegen, rennt es auf Berührung. vermeidet Hindernisse, gegen welche es vorher gelaufen, nimmt seinen Weg zu seinem Käfig und springt hinauf an die Seite seines Genossen. Das Thier sieht offenbar wieder.

Jetzt wird der Gyrus temporo-sphenoidalis superior beiderseits kauterisirt (Vers. XV.).

8. April. 12 h. Thier aus dem Käfig genommen und linkes Auge wie zuvor verbunden, sehr wider seinen Willen. Losgelassen, springt es auf mich zu und galoppirt dann fort in das andere Zimmer und zu seinem Käfig. Kurz nachher folgt es seinem Genossen aus dem Käfig heraus und findet seinen Weg wieder hinein und springt auf die Stange. Kommt von der Stange herunter, wenn ich mich nähere, und macht Schelte. Das Sehvermögen ist also zurückgekehrt am rechten Auge.

9. April. Krank am Boden liegend gefunden und mit Chloroform getödtet.

Versuch X.

8. Januar. Beide Gyri angulares freigelegt. Man lässt das Thier sich vom Chloroform-Rausche erholen.

3 h. Hat sich fast erholt, schwankt nur etwas. Schaut um sich und wendet seinen Kopf, wenn man es anruft, und schilt wie zuvor.

3 h. 30 m. Vom Feuer fortgenommen, vor welchem es sass, rennt es dorthin zurück, indem es nach mir rückwärts schaut und Grimassen und Schelte macht. Trinkt gierig etwas süssen Thee, den es immer sehr liebte. Bringt man die Schale vom Feuer fort nach der anderen Seite des Zimmers, so rennt es zu ihr hin und trinkt sie aus. Bringt man plötzlich ein Licht

vor seine Augen, so wendet es den Kopf weg und sucht sein Gesicht in seinen Händen zu verbergen.

4 h. Thier vollkommen erholt und im Vollbesitz aller Fähigkeiten. Beide Gyri angulares mittels Kauters zerstört.

4 h. 35 m. Operation beendet. Auf den Fussboden gesetzt, stösst das Thier einen Schrei aus und schaut erschreckt um sich. Angerufen spitzt es die Ohren und schreit. Sitzt ganz fest, will sich aber nicht bewegen. Die Pupillen reagiren auf Licht.

4 h. 55 m. Ein Licht plötzlich vor die Augen gebracht, veranlasst es zu blinzeln und den Kopf aufzurichten. An das Feuer gebracht, setzt es sich auf und freut sich über die Wärme. Vom Feuer entfernt, legt es sich nieder und will sich nicht aus seiner Position bewegen, selbst wenn man es neckt. Beim Namen gerufen, dreht es rasch seinen Kopf. Aufgenommen, klammert es sich gewaltsam an mich, in Angst, wieder heruntergesetzt zu werden. An das Feuer gesetzt, sitzt es ruhig, erfreut über die Wärme. Giebt kein Zeichen einer Wahrnehmung, wenn das Zimmer plötzlich verfinstert und erhellt wird.

5 h. 30 m. Sitzt ruhig am Feuer. Lässt man ein Stück Apfel an seine Hand herunterfallen, so nimmt es dasselbe an sich, beriecht es und isst es. Vom Feuer fortgenommen und auf einen Stuhl gesetzt, legt es sich hin und verweigert es. sich zu bewegen. Es ist keine Paralyse der Bewegung oder Empfindung vorhanden mit Ausnahme des Sehens; und dessen ist es schwer sich über allen Zweifel zu vergewissern, da keine beweisende Probe sich machen zu lassen scheint.

8 h. Die Frage betreffs des Sehens wird folgendermassen entschieden. Eine Schale süssen Thees, für welchen es sehr eingenommen war, wird an seine Lippen gebracht: es trinkt gierig und hält seinen Mund in der Schale, während man sie senkt; sowie man aber die Schale seiner unmittelbaren Berührung entzieht und dicht unter seiner Nase auf den Fussboden setzt, ist das Thier unfähig, sie zu finden, obwohl es das Verlangen danach zu erkennen giebt. Dies wird mehrmals mit demselben Erfolge wiederholt. Bringt man die Schale an seine Lippen, trinkt es eifrig, und es folgt ihr, den Mund eingetaucht, bis jeder Tropfen ausgetrunken ist, wenn man die Schale auf dem Fussboden einige Fuss fortzieht.

9. Januar. 11 h. Wohl und munter, im Besitz seiner Muskelkraft und Sinne, das Gesicht ausgenommen. Isst und trinkt gierig, was man an seinen Mund bringt; ist aber unfähig, seine Nahrung zu finden, wenn sie dem unmittelbaren Contact entzogen ist. Will sich nicht von der Stelle bewegen, sondern sitzt ganz still mit offenen Augen. Die Pupillen sind gleich und reagiren. Ein Gegenstand vor seinen Augen bewegt, veranlasst Blinzeln bloss dann, wenn er nahe an die Augen herangebracht wird. Ein Schlag mit dem Stocke angedroht, verursacht keine Reaction, wenn man nicht den Stock fast in Contact mit den Augen bringt. Die linke Hand scheint etwas herabzuhängen und nicht wie die andere gebraucht zu werden. Davon abgesehen, sind alle willkürlichen Bewegungen ungeschädigt.

12 h. Um die Verwickelung der Ausdehnung der Erweichung auf
andere Regionen zu vermeiden, Thier mit Chloroform getödtet.

„Diese vier Versuche beweisen es entscheidend, dass einseitige und
zwar vollkommene Blindheit die Folge der Zerstörung des Gyrus angularis
der gegenseitigen Hemisphäre ist, und dass diese einseitige Blindheit nur
von zeitweiliger Dauer ist, wofern der Gyrus angularis der anderen Hemisphäre unversehrt bleibt; während permanente Blindheit die Folge der
Zerstörung des Gyrus angularis an beiden Hemisphären ist . . . Der Verlust der Gesichtswahrnehmung ist die einzige Folge dieser Läsion . . . Mit
dem Ausdruck Gesichtswahrnehmung wünsche ich anzuzeigen das Bewusst-
werden der Gesichtseindrücke und dieses zu unterscheiden von blossen Ein-
drücken auf den optischen Apparat und Reactionen, welche nur reflec-
torischer Natur sind, wie dem plötzlichen Zurückfahren, welches ein Thier,
das wirklich blind ist in dem Sinne, in dem ich den Ausdruck brauche,
zeigen kann, wenn ein Licht plötzlich vor seine Augen gebracht wird.“

Den ersten und den vierten dieser Versuche führt Ferrier auch in
seinen „Functions of the brain“ an, und es heisst dann zum Schlusse im
Original: „The results of several other similar experiments“ (p. 166)
und in der Uebersetzung (S. 181): „die Resultate zahlreicher (!!!) anderer Versuche führten zu denselben Schlüssen“. Ebendort beschreibt
Ferrier noch einen Versuch, den er an der Katze angestellt hat, und
der, wie er meint, die Versuche am Affen bestätigt, folgendermassen: „Ich
habe bei einer Katze mit dem Cauterium jene Stelle der Hirnrinde linkerseits zerstört (13, Fig. 35), welche nach den Reizerfolgen dem Sehcentrum
des Affen zu entsprechen schien; die Läsion erstreckte sich ein wenig sowohl gegen die dritte, als gegen die obere äussere Windung hin. Nachdem
das linke Auge vorher sorgfältig verbunden worden war und das Thier
sich aus der Narkose erholt hatte, begann es, mit offenem rechten Auge
umherzutappen und bald darauf auch im Zimmer umherzugehen, stiess
aber immer mit seinem Kopfe gegen die Hindernisse, welche ihm im Wege
standen. Nach zwei Stunden wurde das linke Auge geöffnet. Nun konnte
sich das Thier mit weit grösserer Freiheit bewegen und vermied in der
Regel die Hindernisse; allerdings stiess es sich noch manchmal an, dies
war aber meiner Meinung nach durch die Blindheit des rechten Auges zu
erklären.“ (Funct. of the brain, p. 170; Uebersetzung. S. 185.)

Zweite Mittheilung.

(Nach einem in der Sitzung der Physiologischen Gesellschaft zu Berlin am 27. Juli 1877 gehaltenen Vortrage.) *

Vor einigen Monaten habe ich der Physiologischen Gesellschaft eine erste Mittheilung gemacht von einer Untersuchung, welche die Erweiterung unserer Kenntniss von den Functionen der Grosshirnrinde bezweckte.

Mittelgrossen Hunden hatte ich an der Convexität des Scheitellappens, des Hinterhauptslappens und des Schläfenlappens ungefähr kreisrunde Stücke der Grosshirnrinde von ca. 15 mm. Durchmesser und ca. 2 mm. Dicke exstirpirt, theils an einer Hemisphäre und später symmetrisch an der zweiten, theils symmetrisch an beiden Hemisphären zugleich. Es hatte sich ergeben, dass der untersuchte Grosshirnrindenabschnitt eine vordere rein motorische und eine hintere rein sensorielle Sphäre enthält, deren Grenze etwa durch eine Linie gegeben ist, welche man vom Endpunkte der Fissura Sylvii vertical gegen die Falx gezogen denkt. Exstirpationen vor dieser Linie bedingen immer Bewegungsstörungen, wie sie zuerst Fritsch und Hitzig sahen, Exstirpationen hinter dieser Linie haben nie, auch nicht spurweise, Bewegungsstörungen zur Folge. Dafür wird im Bereiche der hinteren, sensoriellen Sphäre regelmässig Seelenblindheit erzeugt, wenn die Exstirpation den Hinterhauptslappen nahe seiner hinteren oberen Spitze trifft (Stelle A_1); Seelentaubheit, wenn die Exstirpation den Schläfenlappen nahe seiner unteren Spitze angreift (Stelle B_1): das Thier hat im ersteren Falle die Erinnerungsbilder der Gesichtsempfindungen, im letzteren Falle die

---

* Berliner klin. Wochenschr., 14. Jahrg. No. 35 (27. August 1877).

Erinnerungsbilder der Gehörsempfindungen verloren. Nach Exstirpation vor der Stelle A_1 oder unterhalb der Stelle A_1, zwischen dieser und der Stelle B_1, hatten sich gar keine Veränderungen an den operirten Thieren wahrnehmen lassen.

Es hatte sich ferner gezeigt, dass die Bewegungsstörungen sowohl wie die Seelenblindheit ganz allmählich innerhalb 4—6 Wochen, und zwar stets vollständig, bis auf die letzte Spur, sich verloren, so dass die operirten Thiere sich in nichts mehr von normalen Thieren unterschieden. An den seelenblinden Thieren hatte sich dabei auf das genaueste verfolgen lassen, wie die Thiere von neuem sehen lernten, gerade so wie in der frühesten Jugend. Dies hatte zu der Vorstellung geführt, dass sowohl die Seh- wie die Hörsphäre der Grosshirnrinde weit über den Hinterhaupts-, bez. Schläfenlappen ausgedehnt sind, dass in dieser Seh-, bez. Hörsphäre die Erinnerungsbilder in der Reihenfolge etwa, wie die Wahrnehmungen dem Bewusstsein zuströmen, gewissermassen von einem centralen Punkte aus in immer grösserem Umkreise deponirt werden, und dass nach Exstirpation der zur Zeit alle oder die meisten Erinnerungsbilder beherbergenden Stelle A_1, bez. B_1 der Rest der Seh-, bez. Hörsphäre in der Umgebung von A_1, bez. B_1 mit neuen Erinnerungsbildern besetzt wird.

Ich bin jetzt im Stande, weitere bemerkenswerthe Ergebnisse mitzutheilen, indem ich über die Fortsetzung der Untersuchung berichte.

So sehr auch das Grosshirn unabhängig von den peripheren Nerven sich entwickelt, so war doch nicht anzunehmen, dass der völlige Ausfall der Gesichts- oder Gehörsempfindungen ohne allen Einfluss sein würde auf die Ausbildung der Grosshirnrinde. Wiederholt wurde deshalb mit Hunden desselben Wurfes so verfahren, dass am 4.—6. Tage nach der Geburt einem Drittel das Auge und einem zweiten Drittel das Ohr theils ein-, theils beiderseitig zerstört wurde, während das letzte Drittel unversehrt blieb. Nur wenige der verstümmelten Hunde blieben im ganzen in ihrem Wachsthum zurück, die meisten entwickelten sich ebenso gut oder sogar noch etwas besser als die normalen Hunde. Als nach Ablauf von 8—14 Wochen die gleich entwickelten unversehrten und verstümmelten Hunde desselben

Wurfes getödtet wurden, lehrte die Section, dass wirklich bei
den geblendeten Hunden der früher als Sehsphäre erkannte
Hinterhauptslappen, bei den tauben (taubstummen) Hunden der
früher als Hörsphäre erkannte Schläfenlappen des Grosshirns
in der Ausbildung gegen die Norm zurückstand. Dafür war,
offenbar compensatorisch, bei den blinden Hunden der Schläfenlappen, bei den tauben Hunden der Hinterhauptslappen über
die Norm ausgebildet, so dass das Volumen der Hemisphäre
nicht beträchtlich verkleinert war. Besonders auffällig bei dem
Vergleiche der blinden mit den tauben Hunden zeigte sich an
den blinden Hunden der Schläfenlappen gegen die Falx, an
den tauben Hunden der Hinterhauptslappen gegen die Schläfe
vorgeschoben. Wenn v. Gudden[10] bei seinen ähnlichen Blen-
dungsversuchen keine Rückwirkung auf das Grosshirn hat constatiren können, so wird der Misserfolg nur daraus sich erklären
lassen, dass seine Versuche fast ausschliesslich an Kaninchen
und Tauben und besonders immer vereinzelt, ohne die Beschaf-
fung des nöthigen Vergleichsmaterials, angestellt waren.[11]

Die Erfolge der fortgesetzten Exstirpationsversuche betref-
fend glaube ich zunächst hervorheben zu müssen, dass auch bei
allen weiteren Versuchen ohne jede Ausnahme die Eingriffe am
Hinterhauptslappen (Stelle A_1) ausschliesslich Seelenblindheit, am
Schläfenlappen (Stelle B_1) ausschliesslich Seelentaubheit, am
Scheitellappen ausschliesslich Bewegungsstörungen nach sich
zogen. Wie aber nicht bloss die Sehfunction, die Hörfunction
u. s. w. im grossen und ganzen in der Grosshirnrinde localisirt
sind, sondern auch die einzelnen Erinnerungsbilder ihren bestimmten Sitz in der Grosshirnrinde haben, hat sich neuerdings
sehr schön in zwei Versuchen gezeigt, bei welchen nach Exstirpation der Stelle A_1, unter Verlust aller anderen Erinnerungsbilder der Gesichtsempfindungen, ein einzelnes solches Erinnerungsbild unversehrt erhalten gefunden wurde: in dem einen
Falle das Bild des Eimers, aus welchem der Hund zu trinken
gewohnt war, in dem anderen Falle das der Handbewegung,
auf welche die Pfote zu reichen der Hund vor der Operation
eingeübt worden war. Nach Exstirpation vor der Stelle A_1
oder unterhalb der Stelle A_1 haben sich meist auch bei den
neueren Versuchen gar keine Veränderungen an den operirten

Thieren wahrnehmen lassen; manchmal aber war eine leichte Sehstörung der Art, und zwar bloss der Art zu erkennen, dass der Hund geworfenen Fleischstücken mit dem Auge der unversehrten Seite weniger gut zu folgen im Stande war, als mit dem Auge der operirten Seite.

Indem die Verletzung des Sinus longitudinalis keine übelen Folgen und keine Verwickelungen mit sich bringt, hat sich auch die Grosshirnrinde an der inneren Seite der Hemisphäre der Prüfung unterziehen lassen. Es haben hier die Exstirpationen am Hinterhauptslappen dieselben Ergebnisse geliefert, wie die Exstirpationen vor oder unterhalb der Stelle A_1.

Die Wiederkehr der Gehörswahrnehmungen zu beobachten, war früher nicht geglückt, und ich habe mich auch neuerdings lange vergebens darum bemüht. Da sich kein Mittel fand, einseitige Hörstörungen mit ausreichender Sicherheit festzustellen, musste die Stelle B_1 immer beiderseitig exstirpirt werden, und es gingen dann die Hunde, welche die grossen unmittelbaren Gefahren der Operationen überstanden hatten, immer doch noch in den ersten Wochen zu Grunde, indem auf der einen oder der anderen Seite ein Hirnabscess in den sehr nahen Ventrikel durchbrach. Jetzt ist es mir aber endlich gelungen, auch die allmähliche Restitution von der Seelentaubheit zu constatiren; an dem betreffenden Hunde liess sich von Tag zu Tag verfolgen, wie er von neuem, und zwar nicht anders wie in der frühesten Jugend, hören lernte, bis er sich nach etwa einem Monate in nichts mehr vom normalen Hunde unterschied.

Um die Vorstellung zu prüfen, dass nach Exstirpation der Stelle A_1 die Umgebung dieser Stelle mit den neuen Erinnerungsbildern der Gesichtsempfindungen besetzt wird, wurden Versuche mit secundärer Exstirpation der Stellen vor und unterhalb A_1 an seelenblind gemachten und restituirten Hunden zahlreich ausgeführt. Aber diese Versuche sind sämmtlich unglücklich verlaufen; die einmal verletzte Grosshirnhemisphäre ist so empfindlich geworden, dass jeder neue Angriff derselben eine heftige Meningitis mit tödtlichem Ausgange nach sich zieht. Ebenso erfolglos war eine andere Reihe von Versuchen, bei welchen durch eine sehr ausgedehnte Exstirpation von vornherein die ganze Sehsphäre zu entfernen beabsichtigt war, um das diesmalige Ausbleiben der Restitution zu constatiren; denn die Exstirpation kreisrunder Stellen von mehr als 20 mm. Durchmesser überlebten die Thiere immer nur kurze Zeit, und bei kleineren Exstirpationen verlor sich die Seelenblindheit immer wieder vollständig. Inzwischen ergab sich die Lösung der Aufgabe, um welche es sich hier handelte, ohne jeden besonderen Eingriff. Die einmal verletzte Grosshirnhemisphäre erweist sich nämlich auch in der Weise ausserordentlich empfindlich, dass heftiger Schrecken, Indigestion, Puerperium u. dergl. Hirnerscheinungen im Gefolge haben, als deren Ursache die Section regelmässig eine von der verletzten Stelle ausgegangene und mehr oder weniger ausgebreitete Meningitis mit oberflächlicher Encephalitis aufdeckt. Solcher Krankheit verfielen vielfach die seelenblind gemachten Hunde früher oder später, oft erst nach Monaten, wenn die Hunde wieder vollkommen sehen gelernt und viele Wochen lang durchaus normal sich verhalten hatten. Man beobachtete dann in den leichteren Fällen ausschliesslich eine Sehstörung, aber eine Sehstörung, bei welcher der Hund nicht bloss wiederum seelenblind war, nicht bloss die neugewonnenen Erinnerungsbilder der Gesichtsempfindungen zum zweiten Male verloren hatte, sondern vollkommen blind sich erwies, indem er nur sehr schwer zum Gehen zu bewegen war, die Hindernisse auf seinem Wege nicht umging, überall anstiess u. s. w. In den schwereren Fällen gesellten sich zu dieser Blindheit klonische Krämpfe und Ataxieen, in den schwersten Fällen auch noch Coma hinzu. Nur in den schwersten Fällen trat der Tod ein, und es fand sich eine über das ganze Grosshirn, auch die Vorderlappen, ausgebreitete starke Meningitis. In den anderen Fällen bildeten sich die Störungen allmählich zurück, und zwar gewann in den leichteren Fällen der Hund völlig sein früheres Befinden wieder, während in den schwereren Fällen nur die Bewegungsstörungen sich verloren, die Blindheit aber bestehen blieb. Die Section ergab in jenen leichteren Fällen eine mässige Meningitis des Hinterhauptslappens, in diesen schwereren Fällen eine starke Meningitis des Hinterhauptslappens und eine schwächere des Scheitellappens. Offenbar hatte hier der pathologische Process die Umgebung der Stelle A_1 theils vorübergehend, theils dauernd functionsunfähig gemacht. Es ist

also der Hirntheil, in welchem der unmittelbare Einfluss der
Gesichtsempfindungen auf die Bewegungen statthat, bei dem Hunde
die Grosshirnrinde, während derselbe bei dem Frosche nach
Goltz[12] hinter den Grosshirnhemisphären gelegen ist. Und wie
es schon früher erschlossen worden war, ist der Ort der Ge-
sichtswahrnehmung die Rinde des Hinterhauptslappens in weiter
Ausdehnung, während nur ein Theil dieser Rindenpartie mit den
Erinnerungsbildern der Gesichtsempfindungen besetzt ist.

Anmerkungen.

[10] Archiv für Psychiatrie, Bd. 2. 1870. S. 713.

[11] Auf diese Untersuchung, welche mich noch weiter viel beschäftigt
hat, komme ich in meinen späteren Mittheiluugen nicht zurück, weil ein
Fortschritt über den hier angegebenen Erfolg hinaus mir nicht gelungen ist.
Auch wenn ich die Hunde bis 8 Monate hatte leben lassen, wurden die
Abnormitäten kaum grösser gefunden, als nach 2—3 Monaten; und so
überzeugend der Totaleindruck war, so liessen sich doch weder genaue
Bestimmungen in den Einzelheiten noch vollends Messungen machen. Den
Veränderungen des Hirns sah ich noch Veränderungen des Schädels entsprechen: an den beiderseits geblendeten Hunden war das Schädeldach vor
dem Tentorium abnorm abgeplattet, an den einseitig blinden Hunden war
es dort schief und zwar nach der der Verletzung entgegengesetzten Seite
verzogen; mehrfach habe ich auch, nur nicht regelmässig, Verdickungen
des Schädels an den Stellen, welche die atrophischen Gehirnpartieen an-
lagen, constatirt (vgl. v. Gudden, Archiv für Psychiatrie, Bd. 2. 1870.
S. 710). Alles in allem ergab sich keine durchweg brauchbare Handhabe,
um die Untersuchung auf bloss makroskopischem Wege zu besserem Ende
zu führen, und die mikroskopische Verfolgung glaubte ich geübteren und
erfahreneren Händen überlassen zu müssen. Auch diese sind, wenngleich
Atrophieen bestimmter Theile der Corona radiata, sowie zugehöriger Rindenpartieen nicht zu verkennen waren, auf besondere Schwierigkeiten gestossen. Hoffentlich wird Hr. Fritsch, der selber eine Anzahl dieser
Gehirne in verschiedenen Flüssigkeiten zu conserviren die Güte hatte,
bald bessere und genauere Auskunft geben können.

　　In dem jüngst erschienenen Buche von Albert Robin: Des troubles
oculaires dans les maladies de l'encéphale. Paris 1880. p. 240—247
sind den meinigen entsprechende Versuche von Vulpian, „dont le résul-
tat. quoique ancien déjà, est encore inédit", nach Vulpian's eigener Aufzeichnung mitgetheilt. Am 12. Mai 1878 wurden fünf ganz jungen
(12 Tage alten) Hunden desselben Wurfes jedesmal das rechte Auge zerstört: in vier Fällen — nach 18, 46, 79, 86 Tagen — wurden der rechte
Nervus opticus und der linke Hinterhauptslappen atrophisch gefunden (die
Gehirne sind abgebildet); in einem Falle — nach 69 Tagen — war das

Auge restituirt, und rechter Nervus opticus wie linker Hinterhauptslappen boten keine bemerkbaren Anomalieen dar. „Cette série d'expériences", schliesst Vulpian's Aufzeichnung, „est la seule qui puisse être utilisée parmi les diverses recherches que j'ai faites sur le même sujet. Si d'autres expériences donnaient des résultats semblables ou analogues à ceux que j'ai obtenus, on pourrait en conclure que la perte unilatérale de la vue, éprouvée par un chien peu de temps après sa naissance, a pour conséquence, lorsque le nerf optique correspondant s'atrophie, un défaut plus ou moins marqué du développement de la partie postérieure des circonvolutions cérébrales du côté opposé, surtout de la seconde circonvolution; et, comme corollaire, qu'il y a une relation anatomo-physiologique croisée entre la partie postérieure de cette circonvolution et l'appareil de la vision." Warum Vulpian, der, wenn nicht schon früher, so doch nachweislich im April 1878 in den Besitz meiner obigen Mittheilung vom 27. Juli 1877 gelangt war, meiner Versuche gar nicht gedenkt. weiss ich nicht. Besonders bemerkenswerth ist es aber gewiss, dass Robin nach der Vulpian'schen Mittheilung folgendermassen fortfährt: „Ces intéressantes expériences ont été confirmées (!!) par celles de Munk et par les autopsies d'Huguenin". (Huguenin hat im Correspondenzblatt für Schweizer Aerzte, 8. Jahrg. 1878. No. 22 [15. Novbr.], S. 665—68, unter Bezugnahme auf meine Versuche zwei Fälle mitgetheilt, in welchen nach vieljähriger Blindheit Rindenatrophieen am Occipitalhirn des Menschen zur Beobachtung gekommen waren.)

[12] Beiträge zur Lehre von den Functionen der Nervencentren des Frosches. Berlin 1869. S. 64. — Wie ich finde, hat Goltz seine am Frosche gewonnenen Erfahrungen auf die höheren Thiere übertragen zu können gemeint (s. Pflüger's Archiv, Bd. 13. 1876. S. 25; 15). Es hätten daher auch oben im Texte die Worte „bei dem Frosche" wegfallen können.

Dritte Mittheilung.

(Vorgetragen in der Sitzung der Physiologischen Gesellschaft zu Berlin am 15. März 1878.) *

Meine Herren! Was ich Ihnen heute Neues zu bieten habe zur Kenntniss der Functionen der Grosshirnrinde, schliesst sich so unmittelbar an meine Mittheilungen vom März und Juli v. J. an, dass Sie mir gestatten wollen, von Erfahrungen auszugehen, über welche ich Ihnen bereits berichtet habe.

Hat man einem Hunde beiderseits die Grosshirnrinde der Stelle A_1 Fig. 1** exstirpirt, so bieten, wenn am 3.—5. Tage nach der Verletzung die entzündliche Reaction vorüber, Gehör, Geruch, Geschmack, Bewegung, Empfindung u. s. w. des Thieres keinerlei Abnormität dar, nur im Gebiete des Gesichtssinnes fällt eine eigenthümliche Störung auf. Ganz frei und ungenirt bewegt sich der Hund im Zimmer wie im Garten, ohne je an einen Gegenstand anzustossen; und häuft man die Hindernisse auf seinem Wege, so umgeht er sie doch regelmässig, oder lassen sie sich nicht umgehen, so überwindet er sie geschickt, indem er z. B. unter dem Schemel durchkriecht, über den Fuss des Menschen oder den Körper des Thieres, die den Weg versperren, vorsichtig hinwegsteigt u. dgl. m. Allein kalt lässt ihn jetzt der Anblick der Menschen, die er sonst immer freudig begrüsst, kalt die Gesellschaft der Hunde, mit welchen er früher jedesmal gespielt hat. So hungrig und durstig er auch ist — das

---

* Verhandlungen der Physiologischen Gesellschaft zu Berlin, 1877/78. No. 9 u. 10 (ausgegeben am 12. April 1878). — du Bois-Reymond's Archiv, 1878. S. 162.

** Die Holzschnitte sind nach den bei dem Vortrage benutzten Wandtafeln angefertigt.

regt ihn zu seinen vielen und raschen Bewegungen an —, er sucht
jetzt nicht mehr in der früheren Weise an den Stellen des Zimmers nach, an welchen er sein Futter fand; und setzt man ihm
selbst Futternapf und Wassereimer mitten in den Weg hinein,
er geht oft und immer wieder um sie herum, ohne ihrer zu
achten. Nahrungsmittel vor die Augen gehalten lassen ihn unbewegt, so lange er sie nicht riecht. Finger und Feuer dem
Auge genähert machen ihn nicht mehr blinzeln. Der Anblick
der Peitsche, der ihn sonst regelmässig in die Ecke trieb, schreckt
ihn nicht mehr im mindesten. Er war abgerichtet, wenn man
die Hand an seinem Auge vorbeibewegte, die gleichseitige Pfote
zu geben; jetzt kann man die Hand bewegen so viel man will,

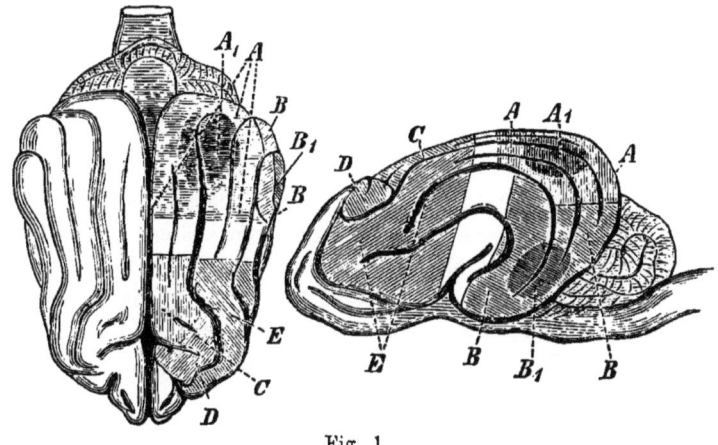

Fig. 1.

die Pfote bleibt in Ruhe, bis man „Pfote" ruft. Und der Art sind
der Beobachtungen mehr. Ueber ihre Deutung kann kein Zweifel
sein. Durch die Exstirpation ist der Hund seelenblind geworden,
d. h. er hat die Gesichtsvorstellungen, welche er besass, seine Erinnerungsbilder der früheren Gesichtswahrnehmungen, verloren, so
dass er nichts kennt oder erkennt, das er sieht; aber der Hund
sieht, die Gesichtsempfindungen kommen ihm zum Bewusstsein, kommen zur Wahrnehmung, und sie lassen Vorstellungen
über die Existenz, die Form, die Lage der äusseren Objecte
entstehen, so dass von neuem Gesichtsvorstellungen, von neuem
Erinnerungsbilder der Gesichtswahrnehmungen gewonnen werden.

Man kann sagen, dass der Hund durch unseren Eingriff
hinsichts seines Gesichtssinnes in den Zustand der frühesten
Jugend zurückversetzt worden ist, in den Zustand, in welchem
sich das Hündchen befindet, dessen Augen sich jüngst geöffnet
haben. Wie dieses sehen, d. h. das Gesehene kennen lernt,
so muss unser Hund von neuem sehen lernen, nur dass seine
ausgebildete Bewegungsfähigkeit, seine vorgerückte Entwickelung
der übrigen Sinne u. s. w. die Lehrzeit abkürzen können. Und so
zeigt es sich in der That. Mit Glotzaugen in vorgestrecktem und in
steter Hin- und Herbewegung begriffenem Kopfe sieht man unseren Hund, sobald nur das Fieber vorüber, alles um sich herum
anstieren und prüfend von allen Seiten betrachten, im Liegen
wie im Gehen, welches letztere er bevorzugt. Ueber die für
seine Existenz wichtigsten Dinge ist er zu allererst und sehr bald
orientirt. Man braucht nur 1—2mal seinen Kopf in den Eimer
hineingedrückt zu haben, bis das Wasser die Schnauze berührte,
und er sucht fortan stets den Eimer selber auf, wenn er durstig
ist. Ebenso geht es mit dem Futternapfe. Dann lernt er allmählich die Menschen kennen und die Gegenstände seiner Umgebung, die grösseren eher, die kleineren später. Je mehr er
wieder sehen gelernt hat, desto geringer ist seine Unruhe, desto
gemässigter seine Neugier. Worüber er nicht von neuem Erfahrungen sammelt, das bleibt ihm unbekannt: er stutzt vor der
Treppe nach Wochen ebenso wie nach Tagen, sobald er zum ersten
Male einer solchen ansichtig wird; er scheut vor der Peitsche
nach Tagen schon oder erst nach Wochen, je nachdem er sie
früher oder später auf seinem Rücken gefühlt hat. Blieb nichts,
das der Prüfung unterliegt, seiner Kenntnissnahme vorenthalten,
so ist unser Hund 3 bis längstens 5 Wochen nach der Operation
im Gebiete des Gesichtssinnes restituirt und von unversehrten
Hunden nicht mehr zu unterscheiden.

Hat man die Stelle A_1 nur an einer Hemisphäre exstirpirt,
so gilt alles, was ich eben für das Sehen im allgemeinen schilderte, bloss für das Sehen mit dem Auge der der Verletzung
entgegengesetzten Seite. Nach der rechtsseitigen Exstirpation
z. B. erkennt der Hund alles in der alten Weise weiter mit
dem rechten Auge, wenn man ihm das linke verbunden hat,
während er bei verbundenem rechten Auge wohl sieht, aber zu-

nächst nichts erkennt und erst mit der Zeit alles wieder kennen lernt. Die Gesichtsvorstellungen haben danach gleichmässig in jeder Hemisphäre für sich ihren Sitz, und die Functionen unserer Rindenpartie sind an beiden Hemisphären so gesondert, dass es der einen Hemisphäre nicht im mindesten zustattenkommt, dass die ihr fehlenden Erinnerungsbilder der Gesichtswahrnehmungen in der anderen Hemisphäre noch unversehrt vorhanden sind. Nur die Restitution habe ich bei einseitiger Exstirpation rascher sich vollziehen sehen als bei beiderseitiger Exstirpation, was durch die Hülfe, welche das wohlerhaltene Sehen mit dem einen Auge für die Kenntnissnahme von den Objecten gewähren muss, leicht verständlich ist.

Für denjenigen, der mit mir die Localisation der Functionen in der Grosshirnrinde von vorneherein als ein physiologisches Postulat und weiter als das erste und oberste Ergebniss der Grosshirnrinden-Versuche erkannte, musste aus diesen Erfahrungen die Vorstellung fliessen, die ich vor einem Jahre Ihnen entwickelte[13]: dass eine „Sehsphäre" von grösserer Ausdehnung als die Stelle A_1 an der Grosshirnrinde existire, dass in dieser Sehsphäre die Erinnerungsbilder der Gesichtswahrnehmungen in der Reihenfolge etwa, wie die Wahrnehmungen dem Bewusstsein zuströmen, gewissermassen von einem centralen Punkte aus in immer grösserem Umkreise deponirt werden, und dass nach Exstirpation der zur Zeit alle oder die meisten Erinnerungsbilder beherbergenden Stelle A_1 der Rest der Sehsphäre in der Umgebung von A_1 mit neuen Erinnerungsbildern besetzt werde. Indess vermochte ich damals noch nicht dieser Vorstellung eine weitere Stütze zu verleihen. Um so mehr freue ich mich heute in der Lage zu sein, mit experimentellen Belegen für die Richtigkeit der Vorstellung eintreten zu können.

Es handelt sich in erster Linie um die Folgen der in der Umgebung von A_1 ausgeführten Exstirpationen. Nach solchen Exstirpationen hatte ich bis zum März v. J., wie ich Ihnen damals sagte[14], keinerlei Veränderung an den operirten Thieren wahrgenommen; aber schon im Juli v. J. theilte ich Ihnen mit[15], dass manchmal eine kleine Sehstörung sich hatte erkennen lassen. Seitdem habe ich gefunden, dass diese Exstirpationen ganz regelmässig Sehstörungen geringeren Grades nach

sich ziehen, so lange sie die Rinde an der Strecke A Fig. 1
vor oder unterhalb A_1 oder auch die Rinde an der inneren, der
Falx zugekehrten Seite des Hinterhauptslappens, die, wie
Sie bereits wissen [16], sehr wohl der Untersuchung zugänglich ist,
betreffen.

Ein Hund, an dessen einer Hemisphäre eine derartige Exstirpation ausgeführt ist, bietet, wenn man ihm das Auge der
der Verletzung entgegengesetzten Seite verbunden hat, gar keine
Abweichung von der Norm dar. Wird ihm dann das gleichseitige Auge verbunden, so scheint zunächst gleichfalls nicht die
mindeste Störung, auch nicht im Gebiete des Gesichtssinnes, zu
bestehen; denn nicht nur sieht der Hund jetzt offenbar, sondern
er erkennt auch alles vortrefflich, so dass selbst die eingehende
Prüfung keinen Verlust von Gesichtsvorstellungen herausstellt.
Aber wenn man nun den hungrigen Hund an Fleischstücke
heranlässt, die man in grösserer Zahl nahe bei einander auf
den Boden geworfen hat, so zeigt sich, dass der Hund einzelne
bequem und gerade vor seinem Auge befindliche Fleischstücke
liegen lässt, während er andere entferntere und schwerer zugäng-
liche Fleischstücke aufnimmt. Bis man von der Regelmässigkeit
der Erscheinung und von ihrem Auftreten nur unter den angeführten Umständen sich überzeugt hat, glaubt man natürlich
bloss mit einer Folge der Unaufmerksamkeit es zu thun zu
haben; und so bin auch ich auf die Beachtung der Erscheinung
erst geführt worden, nachdem ich längst die folgenden auffälli-
geren Beobachtungen gemacht hatte. Lässt man nämlich weiter
dem Hunde beide Augen frei und führt, gerade vor ihm stehend,
ein Fleischstück mässig rasch vor dem gleichseitigen Auge vorbei,
so folgt der Hund mit diesem Auge ausnahmslos gut dem Fleischstücke; wogegen er, wenn man ebenso vor dem gegenseitigen
Auge verfährt, ganz regelmässig, und zwar bald etwas früher,
bald etwas später, plötzlich das Fleischstück aus dem Auge
verliert und sich verwundert umschaut, sichtlich überrascht, dass
das Fleischstück in unerklärlicher Weise verschwunden. Demgemäss jagt auch der Hund dem geworfenen Fleischstücke jetzt
nur dann nach, wenn der Wurf an dem gleichseitigen Auge
vorbei erfolgt. Aber dabei tritt noch die dritte Absonderheit
auf, dass unser Hund nicht mehr, wie vor der Operation, gerade

unmittelbar am Fleischstücke anlangt, sondern zu Ende des
Laufes etwas zu weit nach rechts oder nach links, nach vorn
oder nach hinten vom Fleischstücke sich befindet und das Fleischstück erst noch einen Moment zu suchen hat, ehe er es aufnimmt.
Recht deutlich am 3.—5. Tage nach der Operation, verlieren sich diese Abnormitäten, mit Ausnahme der ersten,
weiterhin rasch, am raschesten die letzte Abnormität, welche
schon in der zweiten Woche nach der Operation nur selten noch
zu bemerken ist. Offenbare Sehstörungen und bloss auftretend,
wenn die bezeichnete Partie der Grosshirnrinde angegriffen ist,
thun sie ohne Weiteres die Ausdehnung dar, welche der der
Gesichtswahrnehmung dienenden Grosshirnrinde, der Sehsphäre,
zukommt. Doch führt ihre Zergliederung noch zu einem anderen
bemerkenswerthen Aufschlusse. Sie sind nämlich nur verständlich, wenn durch die Exstirpation gewissermassen ein zweiter
blinder Fleck an der Retina des Hundes gesetzt ist, ein Fleck,
dieses Mal natürlich blind nicht durch den Mangel der lichtempfindlichen Netzhautelemente, sondern durch den Verlust der
zugehörigen wahrnehmenden Hirnelemente. Ein Fleischstück,
dessen Bild auf den neuen blinden Fleck fällt, kann der Hund
nicht sehen, und ist das Bild in Bewegung dorthin gerathen, so
wird das Fleischstück dem Hunde räthselhaft verschwunden
scheinen; auch wird, wo die Innervationsgefühle der Augen-
muskeln für die Bestimmung der Lage des Fleischstückes zu
Hülfe zu kommen haben, die neue Lücke im Gesichtsfelde anfangs zu Täuschungen Veranlassung geben, bis mit der Zeit
durch Erfahrung und Uebung diese Lücke wird ebenso über-
wunden sein, wie die normale Lücke des blinden Flecks. Fällt
aber danach mit der Exstirpation einer zusammenhängenden
Rindenpartie immer die Wahrnehmung für eine zusammenhängende Partie der lichtempfindlichen Netzhautelemente aus,
so kann es nicht anders sein, als dass die centralen Elemente
der Sehsphäre, in welchen die Opticusfasern enden und die Gesichtswahrnehmung statthat, regelmässig und continuirlich angeordnet sind wie die lichtempfindlichen Netzhautelemente, von
welchen die Opticusfasern entspringen, derart dass benachbarten Netzhautelementen immer benachbarte wahrnehmende
Rindenelemente entsprechen.

Für die Localzeichen der Gesichtsempfindungen ist hiermit, wie Sie sogleich übersehen, der Nachweis des anatomischen Substrates geliefert, und ich bin nur leider zu spät zu der eben vorgetragenen Einsicht in die Dinge gelangt, als dass ich bereits auf Grund der bisherigen Versuche die relative Lage der lichtempfindlichen Netzhautschicht einerseits, der wahrnehmenden Rindenschicht andererseits genauer anzugeben vermöchte. Doch über eines, das hierhergehört, glaube ich Sie noch unterrichten zu können. Unter den vielen Räthseln, deren Lösung es zu unternehmen gab, hat mich mit am längsten das beschäftigt, dass trotz der grossen Ausdehnung der Sehsphäre die Erinnerungsbilder der Gesichtswahrnehmungen, so viele ich ihrer auch prüfte, stets so gesammelt in der Stelle A_1 sich fanden; denn, wie Sie schon von früher her wissen [17], habe ich nur in zwei Versuchen nach Exstirpation der Stelle A_1 ein einzelnes Erinnerungsbild erhalten gesehen, das eine Mal das Bild des Eimers, aus welchem der Hund zu trinken gewohnt war, das andere Mal das Bild der Handbewegung, auf welche die Pfote zu reichen der Hund vor der Operation eingeübt worden war. Nun, meine ich, findet das Räthsel einfach dadurch seine Lösung, dass die Stelle A_1 der Sehsphäre coordinirt ist der Stelle des deutlichsten Sehens der Retina, welche beim Hunde an der äusseren Hälfte der Retina gelegen ist. Immer diese selbe Stelle der Retina wird für deutliches Sehen in Anspruch genommen; darum wird die deutliche Wahrnehmung der Objecte immer der zugehörigen Stelle A_1 der Sehsphäre zufallen, und darum werden hier — wie ich ohne alle Ahnung des Zusammenhanges bereits vor einem Jahre es Ihnen aussprach — „die Erinnerungsbilder der Gesichtswahrnehmungen in der Reihenfolge etwa, wie die Wahrnehmungen dem Bewusstsein zuströmen, gewissermassen von einem centralen Punkte aus in immer grösserem Umkreise deponirt werden".

Wie meine Bemühungen, für die nach Exstirpation der Stelle A_1 neugewonnenen Gesichtsvorstellungen den Sitz in der Umgebung von A_1 dadurch nachzuweisen, dass ich an seelenblind gemachten und restituirten Hunden secundäre Exstirpationen der Stellen vor und unterhalb A_1 vornahm, sämmtlich unglücklich verlaufen sind, davon habe ich Sie schon im Juli v. J. unterhalten [16]. Derartige Versuche habe ich in der Folge nicht mehr unternommen, weil sie gar zu wenig Aussicht auf Erfolg boten. Ich habe Ihnen aber damals auch von Versuchen berichtet, bei welchen ich von vorneherein Exstirpationen ausgeführt hatte, welche die Umgebung der Stelle A_1 mit umfassten; nach kreisrunden Exstirpationen von etwa 20 mm. Durchmesser hatte sich die Seelenblindheit immer wieder vollständig verloren, grössere Exstirpationen hatten die Hunde nur kurze Zeit überlebt. Hier habe ich durch den Misserfolg mich nicht abschrecken lassen, die Versuche fortzusetzen, und ich bin jetzt wirklich zweimal bei sehr ausgedehnter Exstirpation der Sehsphäre zu guten Resultaten gelangt. Beiden Hunden war an der linken Hemisphäre die Rinde in der ganzen Ausdehnung von $A A_1 A$ Fig. 1 exstirpirt, nur am inneren und am hinteren Rande waren schmale Streifen stehengeblieben. Nachdem die entzündliche Reaction vorüber, boten die Hunde bei verbundenem rechten Auge keine Abweichung von der Norm dar; bei verbundenem linken Auge aber erwiesen sie sich blind und zwar nicht bloss seelenblind, sondern vollkommen blind, indem sie nur äusserst schwer zum Gehen zu bewegen waren und dann die Hindernisse auf dem Wege nicht umgingen, sondern überall anstiessen. Durch Wochen änderte sich das Verhalten der Hunde nur so weit, dass sie mit der Zeit immer besser und schliesslich sogar beim langsamen Gehen recht gut die Hindernisse vermieden. Aber noch in der vierten Woche liess sich bei verbundenem linken Auge das Vorhandensein von Erinnerungsbildern nicht constatiren; höchstens die geschwungene Peitsche schien der eine der Hunde zu erkennen. Als danach die gleiche Exstirpation auch an der rechten Hemisphäre ausgeführt worden war, gingen beide Hunde bald zu Grunde.

Erinnern wir uns dazu noch der Versuche, welche, wie ich Ihnen früher schilderte [18], hin und wieder die Encephalomeningitis für uns anstellt, indem sie an seelenblind gemachten und restituirten Hunden von der verletzten Stelle aus über die ganze Rinde des Hinterhauptslappens sich verbreitet, so liegt eine in sich geschlossene Reihe von Erfahrungen vor uns, welche die Richtigkeit des gewonnenen Verständnisses der Sehsphäre erhärtet. Die Exstirpation der Stelle A_1 bringt Seelenblindheit[19] des Thieres, d. h. den Verlust seiner Gesichtsvorstellungen mit sich und hebt zugleich für die Stelle des deutlichsten Sehens der Retina die Gesichtswahrnehmung auf, setzt für diese Stelle der Retina, wie ich es bezeichnen möchte, Rindenblindheit; aber die Gesichtswahrnehmung von der übrigen Retina her ist erhalten, und die Gesichtsvorstellungen können im Reste der Sehsphäre sich von neuem bilden. Lassen wir die exstirpirte Stelle von A_1 aus wachsen, so bleibt zunächst bis zu einer gewissen Grenze alles im wesentlichen ebenso; denn es wächst zwar die Strecke der Retina, für welche Rindenblindheit besteht, aber die übrige Retina und der Rest der Sehsphäre sind immer noch gross genug, um, wenn auch erschwert, volle Restitution zu ermöglichen. Von einer gewissen Grenze an jedoch, die vor der Hand durch die vorhin angeführten beiden Versuche gegeben sein mag, tritt eine Aenderung ein: was an der inneren und an der hinteren Seite des Hinterhauptslappens und etwa noch in der Tiefe der Furchen an Rinde übrig ist, lässt anfangs bloss höchst undeutliche, später, wenn das Thier den brauchbaren Rest seines Auges bestens zu verwenden gelernt hat, wohl deutlichere Gesichtswahrnehmungen zu; allein die Gesichtsvorstellungen vermögen, wenn überhaupt, nur sehr unvollkommen sich wiederzubilden. Endlich wenn durch die Encephalomeningitis die ganze Rinde des Hinterhauptslappens vernichtet ist, so gründlich wie wir mit dem Messer es nicht zu leisten im Stande sind, ohne dass die Nebenverletzungen zum Tode führen, haben alle Gesichtswahrnehmungen und alle Gesichtsvorstellungen für immer aufgehört, ist volle Rindenblindheit für immer eingetreten.

Was ich so für den Hinterhauptslappen des Hundes entwickelt habe, das gilt nun im grossen und ganzen ebenso für den Hinterhauptslappen des Affen.

Das Affenhirn zu untersuchen, war mir nicht bloss durch die Frage nahegelegt, wie weit die gewonnene Einsicht für das Hirn des Menschen Geltung haben dürfte; ich hatte dazu noch einen besonderen Anlass. In meiner ersten Mittheilung zur Physiologie der Grosshirnrinde, welche ich Ihnen im März v. J. machte, hatte ich von Hrn. Ferrier's einschlägigen Untersuchungen am Affen geschwiegen, weil ich nichts gutes über dieselben zu sagen hatte. Aber in der folgenden Sitzung inter-

pellirt, hatte ich mich zu der Erklärung genöthigt gesehen, dass
Hrn. Ferrier's Angaben, im Gyrus angularis des Affen (*ag*
Fig. 2) sei das Sehcentrum, dicht darunter im Gyrus temporo-
sphenoidalis superior (*tp*) das Hörcentrum, in der tieferen Partie
des Schläfenlappens (*tt*) das Centrum des Geruchs und das des
Geschmacks, im Gyrus hippocampi und Hippocampus major
(nach innen von *u*) das Tastcentrum, endlich in den Hinterhauptslappen (*A*) das Hungercentrum (!) gelegen, dass alle diese
Angaben und was weiter sich daran knüpfte hinsichts des Cha-
rakters und der Restitution der durch die Operationen gesetzten
Störungen, werthlose willkürliche Constructionen wären, da die
operirten Thiere von Hrn. Ferrier in ganz unzureichender Weise
und kaum anders als zur Zeit der allgemeinen Depression der

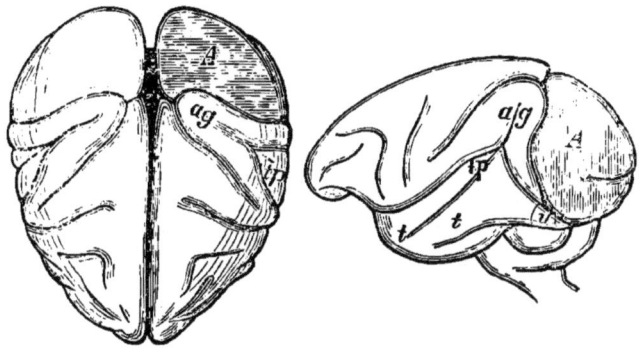

Fig. 2.

Hirnfunctionen geprüft worden wären [20]. War ich mit dieser
Erklärung, welche auf der Durchsicht von Hrn. Ferrier's Versuchen fusste, zu weit gegangen, so hatte ich das Unrecht je
eher je lieber wieder gutzumachen. Indess habe ich, wie jetzt
die Versuche ergeben haben, Ihnen damals eher zu wenig als zu
viel gesagt; denn Hr. Ferrier ist selbst nicht so glücklich gewesen, beim Rathen einmal das richtige zu treffen, und alle
seine Angaben haben sich als falsch herausgestellt.

Die Sehsphäre des Affen ist die Rinde seines Hinterhauptslappens (*A* Fig. 2). Bloss Verletzungen dieser Rinde bringen
Störungen im Gebiete des Gesichtssinnes mit sich, und bloss
derartige Störungen treten durch Verletzung dieser Rinde ein.

Nach beiderseits gleicher kreisrunder Exstirpation von 10 bis 15 mm. Durchmesser sind die Störungen regelmässig, wenn auch nicht leicht, zu constatiren. Die entzündliche Reaction nach der Hirnverletzung ist beim Affen viel unbedeutender als beim Hunde, so dass der Affe gewöhnlich schon nach 24—36 Stunden fieberfrei erscheint und wohlauf wie zuvor. Die so schnell wiederkehrende grosse Beweglichkeit und die nicht minder grosse Neugier, die den Affen alles betasten lässt, erschweren dann aber ungemein die Sehprüfungen und um so mehr, als das ausserordentlich kluge Thier sofort alles kennt, worüber es sich nur in irgendeiner Weise einmal instruirt hat. Trotzdem überzeugt man sich von der Störung der Gesichtswahrnehmung, sobald man dem Affen z. B. von seinem Leibgerichte, Mohrrüben, eine Anzahl kleiner Stücke vorlegt. Der Affe lässt alsdann einzelne von den Stücken zunächst liegen und nimmt sie erst auf, wenn eine wesentlich veränderte Kopfstellung aus anderen Gründen herbeigeführt ist, oder er verfehlt gewisse Stücke beim Greifen, was nie vorkommt, wenn der Affe unversehrt ist. Auch habe ich in dreien der fünf gut gelungenen Versuche einzelne Gesichtsvorstellungen fehlen sehen, während andere (darunter immer das Erinnerungsbild der Mohrrübe) noch vorhanden waren. Doch nur am 2. und 3. Tage nach der Operation lassen sich diese Beobachtungen machen; später ist auch im Gebiete des Gesichtssinnes keine Abweichung von der Norm mehr zu ermitteln. Höchst charakteristisch ist es dabei, dass an jenen ersten Tagen regelmässig die Erscheinung auftritt, dass der Affe sehr oft und besonders dann, wenn es ihm auf scharfes Sehen kleiner Gegenstände ankommt, mit der Hand über die Augen fährt oder die Augen reibt, gerade wie ein Mensch, der, weil er nicht deutlich sieht, etwas das das Sehen stört, am Auge vermuthet und es fortzuschaffen sucht.

Hat man dem Affen die ganze Rinde an der convexen Fläche eines Hinterhauptslappens exstirpirt, so ist der Affe hemiopisch: er ist blind und zwar rindenblind für die der Verletzung gleichseitigen Hälften beider Retinae. Ist z. B. die linke Hemisphäre angegriffen, so erkennt nicht nur nicht, sondern sieht auch nicht der Affe irgendein Object, dessen Bild auf den linken Hälften seiner Retinae entworfen wird; während er alles in normaler Weise sieht und erkennt, was auf den rechten Hälften seiner Retinae sich abbildet. Wie das Vernähen[21] des einen und dann des anderen Auges unzweifelhaft lehrt, ist die Störung für beide Augen die gleiche, und unverändert bleibt diese Hemiopie durch Wochen und durch Monate bestehen; nur lernt es der Affe sehr bald, durch die Bewegung des Kopfes und der Augen die hemiopische Beschränkung des Gesichtsfeldes für seine Kenntnissnahme von der Aussenwelt zu corrigiren.

Ist endlich die gleiche Exstirpation an beiden Hinterhauptslappen ausgeführt, so ist der Affe ganz rindenblind: er sieht nichts. Von Natur ein so munteres und bewegliches Thier, sitzt fortan der Affe ganz apathisch und wie träumend in seinem Käfig, stundenlang ohne sich zu bewegen, bis ihn ein Geräusch aufschreckt. Hat man ihn aus dem Käfig herausgenommen, so rührt er sich nicht von der Stelle; und bringt man ihn durch Prügel zum Gehen, so stösst er an alle Hindernisse auf seinem Wege an, fällt vom Tische u. s. w. Mit der Zeit und ganz allmählich bessert sich sein Sehen etwas, doch nur so weit, dass er beim langsamen Gehen nicht mehr anstösst. Eine noch weiter gehende Restitution kommt nur dann vor, wenn, wie die Section lehrt, ausser der unzugänglichen Rinde an der unteren Fläche des Hinterhauptslappens auch noch ansehnliche Rindenpartieen an den Rändern der oberen Fläche eines Lappens zurückgeblieben sind. In solchem Falle habe ich den Affen innerhalb zweier Monate dahin kommen sehen, dass er kleine ihm vorgeworfene Objecte leidlich gut sah und nach vieler Uebung auch richtig griff; war die Uebung mehrere Tage unterblieben, so verfehlte er die Objecte wieder. Sehr interessant war es, dass auch hier noch eine Hemiopie sich erkennen liess; denn der Affe benutzte zum Sehen stets die Hälften seiner Retinae, welche dem Hinterhauptslappen zugehörten, der, wie sich später herausstellte, der besser erhaltene war. Das Wiedervorhandensein deutlicher Gesichtsvorstellungen hat sich aber auch in diesem Falle nicht ergeben.

Darin also weicht der Affe vom Hunde ab, dass, während beim letzteren jeder Sehsphäre die ganze Retina der entgegengesetzten Seite zugeordnet ist — ich habe wenigstens trotz aller

Mühe von einer der Verletzung gleichseitigen Sehstörung nie
beim Hunde mich überzeugen können —, beim ersteren jeder
Sehsphäre die gleichseitigen Hälften beider Retinae zugehören.
Ob ausserdem noch beim Affen die Gesichtsvorstellungen nicht
so gesammelt ihren Sitz haben wie beim Hunde, muss dahin-
gestellt bleiben; denn ich habe von den 11 Affen, welche bisher
mir zu Gebote standen, bloss 5 für die erstbeschriebenen Exstirpationsversuche verwenden können, und es ist sehr wohl möglich, dass ich nicht die richtigen Stellen getroffen habe. Im
übrigen aber verhält es sich, wie Sie sehen, mit der Sehsphäre
des Affen gerade so wie mit der Sehsphäre des Hundes.

Ueber einen zweiten Abschnitt der Grosshirnrinde des Hundes,
die Ihnen bereits bekannte Hörsphäre, habe ich nur wenig meinen
früheren Mittheilungen [22] hinzuzufügen.

Es ist die Stelle B_1 Fig. 1, deren beiderseitige Exstirpation
Seelentaubheit mit sich bringt. Wenn die entzündliche Reaction vorüber, findet man Störungen ausschliesslich im Gebiete
des Gehörssinnes bestehen: der Hund hört noch — jedes unge-
wöhnliche Geräusch zieht ein gleichmässiges Spitzen der Ohren
nach sich —, allein er versteht nicht mehr, was er hört; die
Bedeutung des „pst“, „komm“, „hoch“, „schön“, „Pfote“ und
worauf sonst noch er früher eingeübt worden war, ist ihm vollkommen verloren gegangen, so dass nunmehr die Bewegungen
ausbleiben, welche er vorher fast maschinenmässig danach vollführte. Ganz allmählich lernt aber der Hund wieder hören.
Zunächst werden die Ohrmuscheln und dann auch der Kopf
immer besser und richtiger der Schallquelle zugewandt, so dass
die Richtung des Schalles aufgefasst wird; später wird die Ver-
schiedenheit der Geräusche immer vollkommener erkannt; und
endlich wird, wenn man den Hund in der gewohnten Weise er-
zicht, auch die Verbindung der verschiedenen Geräusche mit den
Bewegungen wiederhergestellt. So dass der Hund 4—5 Wochen
nach der Operation gerade so wieder wie vor der Operation sich
darstellt.

Wie die Stelle A_1 Fig. 1 die Gesichtsvorstellungen, so enthält also die Stelle B_1 die Gehörsvorstellungen des Hundes.
Und wie die Stelle A_1 innerhalb der grösseren der Gesichtswahrnehmung dienenden Sehsphäre gelegen ist, so muss die Stelle B_1

in einer grösseren der Gehörswahrnehmung dienenden Hörsphäre sich befinden, deren völlige Zerstörung, entsprechend
der Rindenblindheit dort, Rindentaubheit zur Folge haben
muss. Die Ausdehnung dieser Hörsphäre habe ich in *BB* Fig. 1
danach angegeben, wie weit ich bei den besprochenen Versuchen
die eine oder die andere Exstirpationsstelle über B_1 hinaus in
dieser oder jener Richtung weiter ausgedehnt gefunden habe,
ohne dass das Versuchsergebniss beeinträchtigt oder irgend welche
andere Störung noch gesetzt gewesen wäre. Auf diese Weise
stellt sich die Rinde des Schläfenlappens als die Hörsphäre
heraus. Und damit stimmt sehr gut die Beobachtung, welche
jedesmal, dass man die Stelle B_1 beiderseits exstirpirt hat, in
den ersten Tagen nach der Operation zu machen ist. Das ist
die Zeit, zu welcher nach allem, was man bei den sonstigen
Exstirpationsversuchen sieht, die Umgebung der Exstirpations-
stellen in einiger Ausdehnung infolge des mechanischen Angriffs
und der Entzündung functionsunfähig ist; und da findet man
unseren Hund, auch dann wenn die Störungen durchaus auf das
Gebiet des Gehörssinnes beschränkt sind, nicht bloss seelentaub,
sondern ganz rindentaub, indem er auf kein Geräusch, es sei
noch so nahe und noch so laut, selbst nur durch das leiseste
Spitzen der Ohren reagirt. Einigemal habe ich auch, nachdem
ich die ganze Rinde an der oberen Fläche der beiden Schläfenlappen exstirpirt hatte, andauernde Rindentaubheit beobachtet;
aber da die Hunde höchstens acht Tage und noch dazu in
übeler Verfassung die Operation überlebten, wird auf diese Erfahrungen nicht viel zu geben sein. Erinnern Sie sich meiner
früheren Schilderungen, wie eingreifend hier schon die einfacheren
Exstirpationsversuche sind, so wird es Sie gewiss nicht verwundern, dass ich die Versuche der letzten Art nicht öfter wiederholt habe.

Ich habe nun noch heute Ihre Aufmerksamkeit mir zu er-
bitten für einen dritten Abschnitt der Grosshirnrinde des Hundes,
den Abschnitt *CDE* Fig. 1. Sie erkennen sofort, dass es die
Partie der Rinde ist, über welche in den letzten 8 Jahren, seit
den ersten Untersuchungen der Hrn. Fritsch und Hitzig, so
viel verhandelt worden ist. Wenn es trotzdem hinsichts der
Functionen dieses Rindenabschnittes nicht zur Klarheit gekommen

war, so war der Grund vornehmlich darin gelegen, dass noch die leitenden Gesichtspunkte für die richtige Beurtheilung der Versuchsergebnisse fehlten. Je mehr ich in der Kenntniss der Hörsphäre und besonders der Sehsphäre fortschritt, desto mehr ordneten sich auch hier die Versuchsergebnisse, die anfangs unvereinbar erschienen, zusammen; und wenn ich im vorigen Jahre mich darauf hatte beschränken müssen, Ihnen unseren Rindenabschnitt als die motorische Sphäre den hinteren sensoriellen Sphären gegenüberzustellen [23], so glaube ich Sie heute zu einem tieferen Verständnisse auch dieses Rindenabschnittes führen zu können.

Um es sogleich mit einem Worte zu sagen: unser Rindenabschnitt *CDE* ist die **Fühlsphäre** des Hundes. Wie die Rinde im Hinterhauptslappen zum Gesichtssinne und im Schläfenlappen zum Gehörssinne, so steht sie im Scheitellappen in Beziehung zum Gefühlssinne; und wie dort, so ist sie auch hier der Ort, wo die Wahrnehmung statthat und die Vorstellungen, die Erinnerungsbilder der Wahrnehmungen, ihren Sitz haben. Nur ist es, wohlbemerkt, nicht der Gefühlssinn der Haut allein, um welchen es sich hier handelt, sondern der Gefühlssinn im weiteren Sinne, der Gefühlssinn des Körpers.

Sehen wir zu, welche Wahrnehmungen diesem Gefühlssinne zukommen und welche Vorstellungen hier aus den Wahrnehmungen fliessen.

Indem die Hautempfindungen zum Bewusstsein kommen, führen sie zu zweierlei Wahrnehmungen oder, wie wir in diesem Gebiete die Wahrnehmungen gut bezeichnen, Gefühlen: dem Berührungs- oder Druckgefühle und dem Temperaturgefühle. Von dem letzteren, das sich bei den Thieren nicht untersuchen lässt, dürfen wir hier absehen. Aus dem ersteren, das mit Localzeichen ausgestattet ist, gehen die Berührungs- oder Druckvorstellungen hervor, die Vorstellungen über die Existenz und die Lage der die Haut berührenden Objecte, wie über die Ausdehnung, in welcher, und die Kraft, mit welcher die Objecte auf die Haut wirken. Dazu kommen durch die Muskelempfindungen die Muskelgefühle, die mit weniger entwickelten Localzeichen versehenen Wahrnehmungen vom Zustande der Muskeln, ihrer Contraction, ihrer Dehnung, ihrer Spannung u. s. w. Aus den Muskelgefühlen allein resultiren Vorstellungen nicht; aber die Muskelgefühle können mit den Berührungs- oder Druckgefühlen für die Berührungs- oder Druckvorstellungen zusammentreten, und ausserdem liefern beiderlei Gefühle vereint die recht scharfen Vorstellungen über die jeweilige Lage der Körpertheile, wie über die Lageveränderung der Körpertheile bei passiver Bewegung derselben. Endlich bilden eine letzte Gruppe von Gefühlen die Innervationsgefühle, die Wahrnehmungen der Bewegungsanregung bei der activen Bewegung der Körpertheile: Gefühle, welche nie isolirt, sondern immer in Verbindung mit Druck- und Muskelgefühlen vorkommen. Für jede geordnete und dem Zwecke angepasste Bewegung stehen die dreierlei Gefühle in einer bestimmten festen Beziehung; und sie lassen vereint entstehen einmal die Bewegungsvorstellungen, die Vorstellungen von den activen Bewegungen der Körpertheile, und zweitens die Tastvorstellungen, die Vorstellungen von der Form, der Ausdehnung u. s. w. der Objecte, welche die in Bewegung begriffenen Körpertheile berühren. Weitere Gefühle hat das normale Thier nicht. Wollte man noch ganz undeutliche Gelenkgefühle annehmen, vermittelt durch die sensiblen Nerven der an den Gelenken befindlichen Theile, so würden diese doch eine besondere Beachtung nicht erfordern, weil sie immer nur bei der Bildung der Vorstellungen über die Lage und die Bewegungen der Körpertheile mit den anderen Gefühlen zusammenwirken würden.

Nichts anderes aber ist es nun, das nach Exstirpationen im Bereiche unseres Rindenabschnittes *CDE* zur Beobachtung kommt, als der Verlust und die allmähliche Restitution derjenigen Vorstellungen, in den schwereren Fällen auch der Verlust derjenigen Wahrnehmungen, von welchen eben die Rede war.

Hat man einem Hunde eine Stelle der Rinde im Bereiche von *CDE* an einer Hemisphäre exstirpirt, so bestehen, wenn die entzündliche Reaction vorüber, ausschliesslich, aber auch regelmässig Störungen der Motilität und der Sensibilität an der gegenseitigen Körperhälfte, und zwar je nach der Lage der Exstirpationsstelle an dem einen oder dem anderen Körpertheile. Mit der Zeit bilden sich dann die Störungen allmählich zurück, bald nur unvollkommen, bald vollkommener, so dass im günstigsten

Falle unser Hund schliesslich das Verhalten des normalen Hundes wiedergewinnt.

Sieht man von allen feineren Unterscheidungen vorerst ab, so kann man im Bereiche von *CDE* von einer Kopfregion *E*, einer Vorderbeinregion *D* und einer Hinterbeinregion *C* sprechen, indem immer Verletzungen innerhalb der Strecke *E* Störungen am Kopfe, Verletzungen innerhalb der Strecke *D* Störungen am Vorderbein und Vorderrumpf, endlich Verletzungen innerhalb der Strecke *C* Störungen am Hinterbein und Hinterrumpf mit sich bringen. Je ausgedehnter die Exstirpationsstelle innerhalb einer und derselben Region ist, desto hochgradiger sind von vorneherein die entsprechenden Störungen, und desto langsamer und desto unvollkommener bilden sie sich zurück. Dagegen ist es ohne Einfluss sowohl auf die anfängliche Grösse dieser Störungen, wie auch die Restitution, ob und wie weit die Exstirpation noch eine andere Region betroffen hat. Es sind nur natürlich die Störungen überhaupt desto weiter über die Körperhälfte ausgebreitet, je mehr Regionen zugleich verletzt sind.

Dass die Störungen die Motilität betreffen, darüber ist seit den Versuchen der Hrn. Fritsch und Hitzig, die hier die Bahn eröffneten, alles einig.[24] Allein die Störungen der Sensibilität, welche Hr. Schiff zuerst erkannte[25], hat Hr. Hitzig noch neuerdings[26] bloss für ausgedehntere oder tiefere Läsionen zugeben mögen. Nun stehen mir allerdings für den Fall „ganz geringfügiger" Läsionen der Rinde keine Erfahrungen zu Gebote; und es will mir nur, wenn ich unsere groben Methoden der Sensibilitätsprüfung der Thiere erwäge, nichts natürlicher scheinen, als dass unter diesen Umständen an der so gegliederten und beweglichen Extremität eine sehr beschränkte Sensibilitätsstörung unserer Beobachtung sich noch entzieht, wo doch schon bei einer der mannigfachen Bewegungsformen eine leichte Motilitätsstörung sich uns offenbart. Ganz gewiss aber ist Hr. Hitzig nicht im Rechte, wenn, um was allein es sich hier handelt, nicht gerade ganz geringfügige, aber auch nicht tief eindringende Läsionen gesetzt sind. Denn nach Exstirpationen von wenigen Millimetern Ausdehnung in Länge und Breite und von der gewöhnlichen Tiefe von etwa 2 mm. habe ich regelmässig Sensibilitätsstörungen constatirt; ja, ich habe sogar mehrfach, wenn

die Läsionen in der Kopfregion E gesetzt waren, diese Störungen
viel leichter nachweisbar gefunden als die Motilitätsstörungen.
Doch sind die Störungen als Motilitäts- und Sensibilitätsstörungen überhaupt nur schlecht charakterisirt, und gerade auf
eine bessere Auffassung und Würdigung derselben kommt es an.
Dafür wollen wir, um nicht gar zu weit in Einzelheiten uns zu
verlieren, an die Exstirpationen innerhalb einer einzigen Region
uns heften, und wir wählen die Vorderbeinregion D, weil das
Vorderbein mit seiner Beweglichkeit und Empfindlichkeit gewissermassen die Mitte hält zwischen dem Kopfe, an welchem
die Beweglichkeit, und dem Hinterbeine, an welchem die Empfindlichkeit mehr zurücktritt. Es sind aber nach Verletzungen der
Regionen E und C wesentlich dieselben Störungen, nur theilweise
umständlicher, am Kopfe und am Hinterbeine wahrzunehmen.

Lassen Sie uns einen Hund betrachten, welchem eine grössere
Partie der Rinde innerhalb der Strecke D an der einen, sagen
wir der linken Hemisphäre exstirpirt ist. Die Absonderheiten,
welche sich darbieten, sind Ihnen im bunten Durcheinander wohl
schon alle bekannt geworden durch die vielen Schilderungen,
welche die letzten Jahre gebracht haben; ich führe sie Ihnen
sogleich gruppirt vor, wie sie zusammengehören. Wenn das
Fieber vorüber, am 3.—5. Tage nach der Operation constatiren
wir folgendes:

1) den Verlust der Berührungs- oder Druckvorstellungen
für das rechte Vorderbein. — Berühren wir eines der drei anderen Beine mit dem Finger oder ganz leicht mit der Nadel-
spitze, so sieht der Hund sofort hin oder beisst sogar, wenn er
bösartig ist, sofort zu; und sobald wir nur ein wenig drücken
oder stechen, hebt der Hund auch das Bein und sucht es uns
zu entziehen. Verfahren wir ebenso am rechten Vorderbeine, so
bleibt der Hund, selbst wenn wir viel stärker drücken und
stechen, ganz theilnahmlos; und erst nach sehr starkem Drucke
oder nach tiefem Einstiche tritt ein Heben des Beines ein, doch
ohne dass der Hund hinsieht oder zubeisst. Beim Angriffe
dieses Beines sehen wir also nichts weiter als den einfachen
Reflexvorgang, wie er sich auch nach Exstirpation oder encephalitischer Zerstörung des ganzen Grosshirns zeigt.

2) den Verlust der Lagevorstellungen für das rechte Vorder-

bein. — Wir können dieses Bein adduciren und abduciren, nach
vorn und nach hinten schieben, in den Gelenken beugen und
strecken, mit dem Fussrücken auf den Boden setzen und so
weiter mit ihm machen was wir wollen, der Hund widerstrebt
nicht im mindesten der Lageveränderung und lässt das Bein in
jeder beliebigen Lage verharren, bis er Gehbewegungen macht.
Jeder Lageveränderung eines anderen Beines hingegen setzt der
Hund von vorneherein und ohne Unterlass durch Contraction
der Muskeln dieses Beines Widerstand entgegen, und er führt
das Bein, vom Zwange befreit, sofort in die ihm bequeme Lage
zurück.

3) den Verlust der Bewegungsvorstellungen für das rechte
Vorderbein. — Dass dieses Bein reflectorisch bewegt wird, haben
wir schon vorhin gesehen. Auch bleiben seine Bewegungen da
nicht aus, wo sie zugleich oder in regelmässigem Wechsel mit
den Bewegungen der anderen Beine zu erfolgen haben, beim
Gehen, Laufen, Springen. Aber anderweitig ist dieses Bein
durchaus bewegungslos, kommt eine active Bewegung dieses
Beines allein nie zustande. Der Hund war darauf eingeübt,
wenn man die Hand an seinem Auge vorbeibewegte, die gleichseitige Pfote, ebenso auf den Ruf „Pfote“ die eine Pfote, auf
den Ruf „andere Pfote“ die zweite Pfote zu geben; jetzt giebt
er die linke Pfote gerade wie zuvor, aber eben diese Pfote auch
dann, wenn er die rechte geben sollte. Nach Fleisch, Knochen
u. a. Nahrungsmitteln, die er heranholen oder, wenn man sie
fortzieht, in seinem Bereiche zurückhalten will, greift der Hund
immer mit dem linken, nie mit dem rechten Vorderbeine. Juckt
es ihn an der Wunde, er führt immer nur das linke, nie das
rechte Vorderbein an sie heran, und er kratzt auch sonst immer
nur mit dem linken Vorderbeine. Hebt man ihn an dem linken
Vorderbeine in die Höhe, oder bringt man ihn irgendwie anders
in eine Lage, in welcher er einer weiteren Unterstützung durch
das rechte Vorderbein bedarf, und in welcher der normale Hund
dieses Vorderbein auch jedesmal sofort zur Stütze heranzieht,
so bleibt doch hier dieses Bein unbewegt. Stellt man den Hund
auf den Tisch und zieht das rechte Vorderbein über den Tischrand hinaus, so dass es frei herunterhängt, so führt der Hund
es nicht zurück; und doch ist kein Zweifel, dass er die gefähr-

liche Lage des Beines sehr wohl sieht, da er später, zum Gehen
angeregt, nicht herunterfällt, sondern zunächst so lange mit
dem Rumpfe und den ungeschädigten Beinen arbeitet, bis das
rechte Vorderbein wieder auf den Tisch zu stehen gekommen ist.

4) den Verlust der Tastvorstellungen für das rechte
Vorderbein. — Ich erwähnte schon, dass dieses Bein beim Gehen
und Laufen des Hundes sich noch mitbewegt. Es steht also
die Region D in keiner Beziehung zu dem Centrum für die
Gehbewegungen, das unterhalb des Grosshirns gelegen ist, durch
dessen reflectorische Erregung auch nach encephalitischer Zerstörung des ganzen Grosshirns auf starke Reizung des Schwanzes
oder des Beines die Gehbewegungen auftreten. Doch ist es
nur, so zu sagen, die grobe Mechanik des Gehens, welche wir
in diesem Falle beobachten, die gesetzmässige Folge der Thätigkeit der Beine mit der wechselnden Beugung und Streckung
eines jeden Beines; und diese grobe Mechanik reicht für das
wirkliche Gehen des Lebens nicht aus. Dafür müssen die Gehbewegungen noch besonders den jedesmaligen äusseren Bedingungen des Gehens angepasst sein, vornehmlich der Beschaffenheit des Bodens, seiner Härte, seiner Unebenheit, seiner Glätte
u. s. f.; dafür muss noch eine Regulation der groben Mechanik
erfolgen, eine Regulation, welche die durch die Bewegungen der
Beine entstandenen Tastvorstellungen vermitteln, indem sie die
erforderliche Abänderung der Muskelthätigkeit herbeiführen. Es
wird demnach, sobald die Tastvorstellungen von Seiten eines
Beines fortgefallen sind, für dieses Bein die grobe Mechanik
des Gehens nicht mehr regulirt, und das Bein muss sich, vollends
wenn zugleich die Bewegungsvorstellungen des Beines fehlen,
durch die Ungeschicktheit und die Unzweckmässigkeit seiner
Bewegungen vor den anderen Beinen auszeichnen. Das ist es
aber gerade, was für das rechte Vorderbein unseres Hundes sich
ergiebt. Unser Hund geht zwar mit diesem Beine, aber er geht
mit ihm nicht gut: er hebt es bald zu hoch, bald zu wenig
hoch, bringt es bald zu weit, bald zu wenig weit nach vorn,
setzt es bald mit der Sohle, bald mit dem Fussrücken auf,
gleitet mit dem Beine aus u. s. f. Auf freiem, ebenem, festem
Boden inmitten des Gehens oder Laufens tritt die Ungeschicktheit des Beines am wenigsten hervor; sie macht sich am auf-

fälligsten bemerklich, wo es besondere Terrainschwierigkeiten zu
überwinden gilt, z. B. beim Passiren der Treppe, deren Stufen
das Bein häufig verfehlt, beim Gehen auf dem Tische, dessen
Rand das Bein leicht überschreitet.

Derart also ist der Befund bei unserem Hunde am 3. bis
5. Tage nach der Operation. Wir beobachten ihn weiter. Von
Tag zu Tag mindert sich die Druckgrösse, die erforderlich ist,
die Hebung des rechten Vorderbeines zu veranlassen; aber der
Hund sieht zunächst noch immer nicht hin. Erst im Laufe der
zweiten Woche tritt dieses Hinsehen ein. Ist der Hund bösartig, so sind seine Beissversuche anfangs noch ungefährlich, da
sein Kopf nur ungefähr in der Richtung nach der Druckstelle
hin sich bewegt; doch schon nach einigen Tagen trifft der Hund
die Druckstelle genau. Auch das Gehen mit dem rechten
Vorderbeine hat sich inzwischen etwas gebessert, so dass die
Ungeschicktheit der Bewegungen nicht mehr so auffällig wie zu
Anfang ist: das Bein gleitet seltener aus, kommt seltener mit
dem Fussrücken auf den Boden zu stehen, schlägt seltener gegen
die Treppenstufen, verfehlt dieselben seltener u. s. w. Aber
im übrigen sind die Abnormitäten noch vorhanden. Etwas
später erscheint bei den passiven Bewegungen des rechten
Vorderbeines ein Zucken im Beine, das Zucken nimmt von Tag
zu Tag zu, immer fühlbarer wird von Seiten des Hundes Widerstand geleistet, endlich macht sich auch ein Bestreben bemerkbar, das verstellte Bein zurückzuführen. Den Zweck wirklich
erreichen zu lassen, dafür sind die Muskelbewegungen vorerst
allerdings noch viel zu schwach, aber sie werden immer stärker
und stärker, bis, wenn etwa 4 Wochen nach der Operation verflossen sind, die Reposition wirklich gut zustandekommt. Wiederum
hat mittlerweile die Ungeschicktheit des rechten Vorderbeines beim
Gehen abgenommen. Aber wenn auch noch seltener als vorher,
hin und wieder gleitet doch immer noch das Bein aus, tritt
über den Tischrand hinaus, schlägt gegen die Treppenstufen,
bleibt zum Schlusse des Gehens auf dem Fussrücken stehen,
u. s. f.; und immer noch fehlt jede Spur einer anderweitigen
activen Bewegung des Beines. Für die Beseitigung dieser letzten
Abnormitäten bedarf es noch mehrerer Wochen, und erst 8 bis

10 Wochen nach der Operation ist unser Hund vom unversehrten
Thiere nicht mehr zu unterscheiden.

Ich habe Ihnen diesen Hund gewissermassen als Paradigma
vorgeführt, weil hier sowohl der Verlust aller Gefühlsvorstellungen durch die Exstirpation, als auch die Neubildung aller Gefühlsvorstellungen nach der Exstirpation zur Beobachtung kommt.
Dass die Neubildung gerade so vorschreitet, wie ich Ihnen vorhin
die Entstehung aller Gefühlsvorstellungen zergliedert habe, dass
nämlich erst die einfacheren, dann die verwickelteren Vorstellungen sich wieder einfinden, das ist Ihrer Aufmerksamkeit
sicher nicht entgangen. Nunmehr reichen wenige Worte hin,
um Sie die Folgen der Läsionen der Region D auch ganz im
allgemeinen übersehen zu lassen.

Nach den kleinsten Exstirpationen von nur wenigen Mm.
Ausdehnung in Länge und Breite habe ich manchmal den völligen
Verlust der Tast- und Bewegungsvorstellungen beobachtet, manchmal jedoch bloss den theilweisen Verlust derselben. In den
letzteren Fällen sah man den Hund, so schlecht er auch mit
dem in Frage kommenden Beine ging, dieses Bein doch gut an
seine Kopfwunde führen oder gut mit ihm die Pfote geben
u. dgl. m. Die Druck- und Lagevorstellungen waren immer erhalten und nur etwas unvollkommener als normal: es bedurfte
eines stärkeren Druckes, dass der Hund aufmerksam wurde und
das Bein hob, auch wurde der Lageveränderung des Beines ein
kleinerer Widerstand entgegengesetzt. Die Restitution war hier
immer eine vollständige und öfters schon in 2, längstens aber
in 4 Wochen beendet. Nach grösseren Exstirpationen waren
entweder alle Gefühlsvorstellungen fortgefallen, oder es war
höchstens noch ein Rest der Druckvorstellungen übrig geblieben,
indem zwar erst auf sehr starken Druck, aber doch noch unter
Hinschen des Hundes das Bein sich hob. Dieser Gruppe von
Fällen gehört unser Paradigma an. Auch hier trat regelmässig
innerhalb 6—10 Wochen eine völlige Restitution ein. Nach
wieder grösseren Exstirpationen war die Restitution immer eine
unvollkommene: wohl die Druckvorstellungen und allmählich
auch die Lagevorstellungen kehrten wieder, nicht aber die Tast-
und Bewegungsvorstellungen; das äusserste, das erreicht wurde,

Dritte Mittheilung.

war dass das passiv bewegte Bein annähernd in seine ursprüngliche Lage zurückgeführt wurde, und darüber hinaus war durch viele Wochen hindurch nicht der mindeste Fortschritt bemerkbar. Endlich nach den grössten Exstirpationen, die ich ausgeführt habe, war die Restitution noch unbedeutender, indem nur die Druckvorstellungen sich in einigen Wochen wiederherstellten und in eben dieser Zeit das Gehen mit dem Beine sich etwas besserte, dabei es dann aber auch durch Monate verblieb. In diesen letzten Fällen war fast die ganze Strecke D Fig. 1 exstirpirt; bloss ein Streifen an der Falx und ein schmaler Streifen an der Grenze des Gyrus supersylvius waren erhalten.

Nach alledem ist die Sachlage so klar, wie es für's erste nur gewünscht werden kann. Die Rinde des Scheitellappens des Hundes ist die Fühlsphäre der gegenseitigen Körperhälfte, und sie zerfällt in eine Anzahl Regionen, deren jede zu einem besonderen Theile dieser Körperhälfte in Beziehung gesetzt ist. In den wahrnehmenden centralen Elementen einer Region enden bei einander die Fasern, welche die Haut-, die Muskel- und die Innervationsgefühle des zugehörigen Körpertheiles vermitteln, und innerhalb der Region haben auch die Gefühlsvorstellungen eben dieses Körpertheiles ihren Sitz, so dass die Region die selbständige Fühlsphäre des zugehörigen Körpertheiles, z. B. des Vorderbeines oder des Hinterbeines, vorstellt. Im Bereiche jeder solchen Fühlsphäre eines Körpertheiles bringen kleine Exstirpationen den theilweisen Verlust der Gefühlsvorstellungen des Körpertheiles, grössere Exstirpationen den völligen Verlust der Gefühlsvorstellungen des Körpertheiles — Seelenlähmung (Seelenbewegungs- und Seelengefühllosigkeit) des Körpertheiles — mit sich; doch können in dem Reste dieser Fühlsphäre die Gefühlsvorstellungen sich von neuem bilden. Durch noch grössere Exstirpationen erscheinen auch die Gefühle selbst geschädigt, und nur ein Theil der Gefühlsvorstellungen vermag sich wiederherzustellen; jene Schädigung und diese Unvollkommenheit der Restitution sind dabei desto grösser, je weniger von der Fühlsphäre noch erhalten blieb. Die völlige Zerstörung der Fühlsphäre eines Körpertheiles muss den bleibenden Verlust aller Gefühle und Gefühls-

vorstellungen des Körpertheiles — Rindenlähmung (Rinden-
bewegungs- und Rindengefühllosigkeit) des Körpertheiles — zur Folge haben.

Es kommen also in jeder Grosshirnhemisphäre der Fühlsphäre dieselben Functionen für den Gefühlssinn der gegenseitigen Körperhälfte zu, wie der Sehsphäre für deren Gesichtssinn, nur sind die Theile der Fühlsphäre weniger gleichwerthig
als die der Sehsphäre. Wohl können dieselben Gesichtsvorstellungen in den verschiedensten Partieen der Sehsphäre entstehen,
aber in den verschiedenen Regionen der Fühlsphäre können dieselben Gefühlsvorstellungen nur insoweit sich bilden, als sie so
objectiv sind wie die Gesichtsvorstellungen, also Berührungs-
oder Tastvorstellungen sind, bei welchen von dem berührenden
oder tastenden Körpertheile abstrahirt ist. Alle anderen Gefühlsvorstellungen sind, eben wegen ihrer Subjectivität, örtlich
geknüpft an eine bestimmte Region der Fühlsphäre, an die Region, welche dem Gefühlssinne des betreffenden Körpertheiles
zugehört, in welcher die Endigungen anzunehmen sind der die
Gefühle vermittelnden Fasern der Haut des betreffenden Körpertheiles, seiner Muskeln und auch der Ganglien oder Centren,
welche die Bewegungen des Körpertheiles anregen.

Mit den letzten Worten habe ich eine Lücke ausgefüllt,
welche ich vorher übrig liess. Die Wahrnehmungen und die
Vorstellungen im Gebiete des Gefühlssinnes sind von den verschiedenen Gelehrten so verschieden bezeichnet und so verschieden definirt worden, dass ohne eine besondere feste Grundlage unser Studium der Fühlsphäre geradezu unfruchtbar gewesen wäre. Deshalb habe ich Ihnen vorhin, als wir in die
Betrachtung der Fühlsphäre eintraten, eine Uebersicht der Gefühlswahrnehmungen gegeben, indem ich die Organe des Körpers
durchging, deren Nerven Gefühlswahrnehmungen vermitteln, und
aus den Gefühlswahrnehmungen die Gefühlsvorstellungen entwickelt. Doch bei den Innervationsgefühlen habe ich mich dort
darauf beschränkt, sie als die Wahrnehmungen der Bewegungsanregung bei der activen Bewegung der Körpertheile zu definiren,
und so blieb mir nachzuholen, welche Organe des Körpers es
sind, deren Veränderungen als Innervationsgefühle zum Bewusst-

sein kommen. Diese Organe sind, wie ich es schon eben zu erkennen gab, die unterhalb der Grosshirnrinde im Hirn und Rückenmark befindlichen Ganglien oder Centren, welche die Bewegungen der Körpertheile anregen. Da in der frühesten Jugend des Thieres aus den ersten, bloss reflectorischen Bewegungen die Bewegungsvorstellungen in der Fühlsphäre sich entwickeln; da bei dem erwachsenen Thiere die Bewegungsvorstellungen eines Körpertheiles in dessen Fühlsphäre auch dann entstehen, wenn, wie bei den Gehbewegungen, diese Fühlsphäre an der Herbeiführung der Bewegungen unbetheiligt ist; da endlich bei demselben Thiere, nach der Exstirpation der Rinde in einer Region der Fühlsphäre, die verlorenen Bewegungsvorstellungen des Körpertheiles aus den reflectorischen und Gehbewegungen des Körpertheiles sich von neuem bilden: so kann es nicht anders sein, als dass, wie von der Haut und von den Muskeln, so auch von den Bewegungscentren oder Ganglien unterhalb der Grosshirnrinde Fasern zu dieser hinaufsteigen, welche die Wahrnehmung von der Thätigkeit der Centren vermitteln.

Unsere Innervationsgefühle sind aber vorläufig wohl zu unterscheiden von dem, was man sonst vielfach auch „Innervationsgefühl" genannt hat[27], von der „Wahrnehmung der Intensität der Willensanstrengung bei der willkürlichen Bewegung". „Wille" und „willkürliche Bewegung" mit Sitz und Ursprung in der Grosshirnrinde sind zwar recht bequeme und mögen darum auch gute Bezeichnungen sein, aber eine thatsächliche physiologische Unterlage haben sie nicht. Was wir von der Grosshirnrinde wissen, ist, dass sie der Ort der Wahrnehmungen und der Sitz der Vorstellungen ist. Danach ist bloss die Annahme zulässig, welche mit etwas anderem Inhalte schon Hr. Meynert[28] und unter uns Hr. Wernicke[29] ausgesprochen haben, dass die Bewegungsvorstellungen die Ursachen der sogenannten willkürlichen Bewegungen sind, dass mit dem Entstehen einer Bewegungsvorstellung in einer gewissen Grösse — und zwar mit ihrem Entstehen auf dem Wege der Association, nicht der sie constituirenden Gefühle — eo ipso die betreffende Bewegung gesetzt ist, wenn nicht anderswoher eine Hemmung erfolgt, und dass die Bewegung desto grösser ist, je grösser die ihr zu Grunde liegende Bewegungsvorstellung ist. Mithin könnte jene „Wahrnehmung der Intensität der Willensanstrengung bei der willkürlichen Bewegung" das Attribut einer Bewegungsvorstellung sein; eine wirkliche Wahrnehmung könnte immer nur mittelbar, vom „Willen" ganz losgelöst, statthaben, und sie würde alsdann nichts anderes sein als unser Innervationsgefühl.

Ich komme auf die eben berührte Frage vielleicht das nächste Mal zurück; wenn ich von der Fühlsphäre des Affen handele, welche die nämliche Lage hat wie die des Hundes und unmittelbar vor der Sehsphäre sich befindet. Für heute will ich schliessen, indem ich betone, dass die verschiedenen Sphären der Grosshirnrinde, welche ich besprach, ein zusammenhängendes Ganzes bilden. Wenn ich in Fig. 1 zwischen A und B einerseits, CDE andererseits eine Lücke liess, so wollte ich damit nur sogleich beim Anblick der Figur die Aufmerksamkeit darauf lenken, dass die Grenzen der verschiedenen Sphären, ebenso auch die Grenzen der verschiedenen Regionen in der Fühlsphäre, noch nicht genau sich haben bestimmen lassen, und dass gerade die verschiedenen Grenzgebiete noch eine besondere Untersuchung verdienen.

Anmerkungen.

[13] S. o. S. 12—13.
[14] S. o. S. 12.
[15] S. o. S. 23—24.
[16] S. o. S. 24.
[17] S. o. S. 23.
[18] S. o. S. 25.
[19] Ich habe diese Bezeichnung im Jahre 1877 nach vieler Ueberlegung gewählt und ihr vor „Vorstellungsblindheit" oder „Erinnerungsblindheit", die am nächsten lagen, aus guten Gründen den Vorzug geben zu müssen geglaubt. Indem ich wiederholt definirte: Seelenblindheit = Fehlen der Gesichtsvorstellungen, der Erinnerungsbilder der Gesichtswahrnehmungen (s. o. S. 12, 21, 29), durfte ich die Benutzung von „Seele" für gerade so unbedenklich halten, wie wenn ich αBlindheit oder βBlindheit gesagt hätte. Dass trotzdem Missverständnisse von Seiten flüchtiger Leser nicht ausgeblieben sind, kann mich um so weniger veranlassen die Bezeichnung aufzugeben, als ich eine bessere noch bis heute nicht gefunden habe. Vielleicht söhnt es übrigens Manchen mit dem Ausdruck aus, dass derselbe sich als von sehr hohem Alter herausgestellt hat. Hr. Helm-

holtz war so freundlich, mich darauf aufmerksam zu machen, dass Oedipus zu Teiresias sagt:

(ἀληθείας σϑένος)... „σοὶ δὲ τοῦτ᾽ οὐκ ἔστ᾽, ἐπεὶ
τυφλὸς τά τ᾽ ὦτα τόν τε νοῦν τά τ᾽ ὄμματ᾽ εἴ.“

(Sophoclis Oedipus Tyrannus, Edit. Nauck, 370.)

[20] S. o. S. 15 Anm. 9.

[21] Die Wildheit der Affen liess eine einfachere Ausschaltung des Auges nicht zu. Erst in den letzten Jahren haben wir einige Affen so weit zu zähmen vermocht, dass das Auge durch ein gutes Klebepflaster verschlossen gehalten werden konnte. — Ich bemerke bei der Gelegenheit, dass von den verschiedenen Affenarten, welche ich benutzte, Macacus cynomolgus am passendsten für die Versuche sich erwies; Cynocephalus war zu gross, Inuus Rhesus zu wild, Cercocebus sinicus zu wenig resistent.

[22] S. o. S. 12, 24.

[23] S. o. S. 11.

[24] Der Widerspruch, in welchem ich mich hier dem Wortlaute nach mit dem oben in der Einleitung S. 4 Gesagten befinde, ist nur ein scheinbarer und durch den Doppelsinn von „Motilitätsstörung“, bez. „Sensibilitätsstörung“ bedingt. Hier handelt es sich immer um Bewegungsstörungen oder Abnormitäten in den Bewegungen, wie sie als Folgen der in Rede stehenden Exstirpationen allgemein anerkannt sind, und Empfindungsstörungen oder Abnormitäten in den Empfindungen. Dort in der Einleitung hingegen war in Frage, ob motorische Störungen, d. h. Störungen des bewegenden Apparates oder sensible Störungen, d. h. Störungen des empfindenden Apparates den beobachteten Bewegungsstörungen zu Grunde liegen. Man sieht, schon die möglichen Zweideutigkeiten hätten die Worte „Motilitätsstörung“ und „Sensibilitätsstörung“ ganz verbannen lassen müssen, auch wenn die Folge oben im Text nicht noch ganz andere Gründe dafür lieferte.

[25] S. o. S. 4. — Nothnagel hatte Störungen des Muskelsinns nur vermuthet, während Schiff Störungen der Hautempfindungen, nachdem sie vorher immer in Abrede gestellt worden waren, constatirt hatte.

[26] R. Volkmann's Sammlung klinischer Vorträge. No. 112 (ausgegeben am 6. Juni 1877). S. 971, 972.

[27] Andere Bezeichnungen waren: „Muskelgefühl“, „Bewegungsempfindung“. Der Text giebt die präciseste Definition nach Helmholtz (Handbuch der physiologischen Optik. Leipzig 1867. S. 595, 797). Nach Wundt (Grundzüge der physiologischen Psychologie. Leipzig 1874. S. 316, 481, 485, 488. 584) hätte die Definition gelautet: „an die motorische Innervation geknüpfte centrale Empfindung (Empfindung aus centraler Reizung)“. Die Existenz einer solchen Empfindung oder Wahrnehmung wird oben von mir bestritten. — In der neueren Rede von Helmholtz (Die Thatsachen in der Wahrnehmung. Berlin 1879) würde

ich der hierhergehörigen Ausführung S. 14 nicht beistimmen können, wohl aber den Schlusssätzen S. 15.

[28] Sitzungsberichte der Wiener Academie der Wissensch. Mathem.-naturw. Classe. Bd. 60. Abth. 2. 1869. S. 460. — Archiv für Psychiatrie. Bd. 2. 1870. S. 638. — Wiener medicin. Jahrbücher. 1872. S. 200. — Zur Mechanik des Gehirnbaues. Vortrag. Wien 1874. S. 8 bis 9, 18.

[29] Der aphasische Symptomencomplex. Eine psychologische Studie auf anatomischer Basis. Breslau 1874. S. 5, 7, 12.

Vierte Mittheilung.

(Vorgetragen in der Sitzung der Physiologischen Gesellschaft zu Berlin am 29. November 1878.)*

Meine Herren! Als ich das letzte Mal die Ehre hatte, von den Functionen der Grosshirnrinde vor Ihnen zu handeln, haben wir vor der Sehsphäre und der Hörsphäre des Hundes in der Rinde des Scheitellappens die Fühlsphäre der gegenseitigen Körperhälfte kennen gelernt, d. h. denjenigen Abschnitt der Grosshirnrinde, welcher der Ort der Gefühlswahrnehmungen — der Hautgefühle, der Muskelgefühle und der Innervationsgefühle — ist, und in welchem die Gefühlsvorstellungen ihren Sitz haben — die einfachen Druckvorstellungen, die zusammengesetzteren Lagevorstellungen und die noch mehr zusammengesetzten Tast- und Bewegungsvorstellungen. Verschiedene Regionen dieser Fühlsphäre ergaben sich den verschiedenen Körpertheilen zugeordnet, und wir unterschieden vorerst eine Kopfregion, eine Vorderbeinregion und eine Hinterbeinregion als die selbständigen Fühlsphären des Kopfes, des Vorderbeines und des Hinterbeines der gegenseitigen Körperhälfte. „Im Bereiche jeder solchen Fühlsphäre eines Körpertheiles", führte ich Ihnen aus, „bringen kleine Exstirpationen den theilweisen Verlust der Gefühlsvorstellungen des Körpertheiles, grössere Exstirpationen den völligen Verlust der Gefühlsvorstellungen des Körpertheiles — Seelenlähmung (Seelenbewegungs- und Seelengefühllosigkeit) des Körpertheiles mit sich; doch können in dem Reste dieser Fühlsphäre die Ge-

---

* Verhandlungen der Physiologischen Gesellschaft zu Berlin, 1878 79. No. 4 u. 5 (ausgegeben am 20. December 1878). — du Bois-Reymond's Archiv, 1878. S. 547.

fühlsvorstellungen sich von neuem bilden. Durch noch grössere
Exstirpationen erscheinen die Gefühle selbst geschädigt, und nur
ein Theil der Gefühlsvorstellungen vermag sich wiederherzustellen; jene Schädigung und diese Unvollkommenheit der Restitution sind dabei desto grösser, je weniger von der Fühlsphäre
noch erhalten blieb. Die völlige Zerstörung der Fühlsphäre
eines Körpertheiles," damit schloss ich die Ausführung, „muss
den bleibenden Verlust aller Gefühle und Gefühlsvorstellungen
des Körpertheiles — Rindenlähmung (Rindenbewegungs- und
Rindengefühllosigkeit) des Körpertheiles — zur Folge haben." [30]
      Mit der Fassung des letzten Satzes habe ich es damals
klar zu erkennen gegeben, welcher Vervollkommnung meine Versuchsreihen noch bedurften. Es ist mir mit der Fühlsphäre
gerade so ergangen, wie das Jahr zuvor mit der Sehsphäre. Wie
Sie sich erinnern, war es mir erst nach einer grossen Zahl ver-
geblicher Versuche zweimal beim Hunde, zweimal, und zwar
hier beiderseitig, beim Affen gelungen, nach sehr ausgedehnter
Exstirpation der Sehsphäre die Gesichtsvorstellungen sich nicht
wiederbilden und die Gesichtswahrnehmung für die Dauer geschädigt bleiben zu sehen. Die Seltenheit des Erfolges war nur
zu gut verständlich, da so grosse continuirliche Exstirpationen
der Rinde beträchtliche experimentelle Schwierigkeiten bieten,
überdies aber auch wohl das äusserste sind, was das Messer
am Grosshirn wagen darf, wenn es auf die Erhaltung der Versuchsthiere ankommt. Es konnte deshalb nicht verwundern,
dass ich an der Fühlsphäre noch nicht das Höchste zu erzielen
vermocht hatte, dass ich nicht auch die einfachen Druckvorstellungen durch die Exstirpationen hatte für die Dauer zum
Verschwinden bringen können; und in Anbetracht der Ergebnisse
der Versuchsreihen, welche ich Ihnen das letzte Mal mittheilte,
habe ich mich gewiss zunächst dabei beruhigen dürfen, dass ich
nach den grössten Exstirpationen nicht bloss die Tast- und Bewegungsvorstellungen, sondern auch die Lagevorstellungen nicht
hatte wiederkehren sehen. Indess hatte ich die Hoffnung nicht
aufgegeben, dass auch für die Fühlsphäre der Nachweis ihrer
Bedeutung gerade so vollkommen wie für die Sehsphäre sich
würde führen lassen, und ich habe meine Hoffnung nicht getäuscht gesehen.

Die hierhergehörigen Bemühungen habe ich sämmtlich an
die Vorderbeinregion geknüpft, weil diese Region sehr gut zugänglich ist, und weil zugleich am Vorderbeine die Prüfung der
verschiedenartigen Gefühlsvorstellungen am besten sich durch-
führen lässt. So hatte ich im März d. J. einem grossen Hunde
die ganze Vorderbeinregion der linken Hemisphäre exstirpirt.
Als das Fieber vorüber war, boten sich neben Störungen am
rechten Vorderbeine auch leichte ataktische Erscheinungen am
rechten Hinterbeine dar, doch bildeten sich die letzteren rasch
zurück und waren schon nach einigen Tagen ganz verschwunden.
Zehn Tage nach der Operation war die Wunde per primam verheilt, und nun hätte man unseren Hund, besonders im Gehen
oder Laufen, bei flüchtiger Betrachtung leicht für unversehrt
halten können. Indess wies die genauere Untersuchung beträchtliche Störungen am rechten Vorderbeine nach, und diese Störungen bestanden nunmehr durch Wochen und Monate durchaus
unverändert in Qualität und Quantität fort, bis ich gegen Ende
October den Hund, der von der Räude befallen war, musste
tödten lassen. Die Störungen waren folgende: Auf glattem
Boden glitt das rechte Vorderbein häufig aus, ebenso beim Trep-
penlaufen, wobei es auch öfters die Stufen verfehlte. Setzte
der Hund zum Gehen oder Laufen an, so bewegte sich das Bein
zunächst abnorm und wurde meist zu wenig gehoben, so dass
es scharrte. Auch inmitten des Gehens oder Laufens trat hin
und wieder solches Scharren ein, wenn der Hund die Richtung
der Bewegung änderte, und insbesondere, wenn er kurz umzu-
wenden suchte. Kam der Hund wieder zum Stehen, so wurde
dasselbe Bein in der Regel ungeschickt aufgesetzt, so dass es
bald schief mit der Fusssohle, bald gar mit dem Rücken der
Zehen oder des Fusses auf den Boden kam. Weiter führte das
rechte Vorderbein nie für sich allein eine Bewegung aus: es wurde
weder zum Greifen noch zum Kratzen benutzt, und war der Hund
durch Zuruf oder Handbewegung zum Pfotengeben veranlasst,
so wurde immer nur das linke, nie das rechte Vorderbein gereicht. Hob man den Hund am linken Vorderbeine in die Höhe,
oder richtete sich der Hund selber am Tische auf, so wurde
das rechte Vorderbein nicht zur Unterstützung herangezogen;
und hatte man den Hund auf den Tisch gesetzt und das

rechte Vorderbein über den Tischrand gezogen, so dass es
frei herunterhing, so zog der Hund das Bein nicht zurück.
Dem Hunde fehlten mithin die Tast- und Bewegungsvorstellungen
für das rechte Vorderbein. Ebenso waren die Lagevorstellungen
fortgefallen; denn man konnte das rechte Vorderbein in den
Gelenken beugen und strecken oder nach vorn und nach hinten,
nach rechts und nach links verschieben, wie man wollte, man
stiess nie auf den mindesten Widerstand, und das Bein behielt
die gegebene Lage bei. Aber noch grösser war hier der Verlust.
Berührte man eines der drei anderen Beine ganz leicht mit dem
Finger oder mit dem Nadelknopfe, so sah der Hund sofort hin;
und drückte man nur ein wenig stärker, so hob sich das Bein,
und der Hund schickte sich zum Beissen an. Gleicher Druck
auf das rechte Vorderbein dagegen blieb ohne allen Erfolg, und
man musste sehr stark drücken und kräftig einstechen, ehe es
zum Heben des Beines kam; aber auch dann blieb der Hund
ganz theilnahmlos, und kein Muskel des Gesichtes oder des
Kopfes kam in Bewegung. Hier waren also durch die Exstirpation mit den zusammengesetzteren Gefühlsvorstellungen auch
die einfachen Druckvorstellungen oder, wie wir mit gleichem
Rechte sagen können, da Druckvorstellungen und Druckgefühle
bei dem Thiere experimentell sich nicht scheiden lassen, auch
die einfachen Druckgefühle für die Dauer erloschen.

Auf die Vollkommenheit, welche so meine Versuchsreihen
gewonnen haben, lege ich Gewicht. Der eigenthümliche Weg,
auf welchem wir zu unserer jetzigen Kenntniss von der Grosshirnrinde gelangt sind, hat auch einen eigenthümlichen Nach-
theil mit sich gebracht. Die Reizversuche, welchen wir die Er-
schliessung des früher unzugänglichen Gebietes verdanken, haben
den Glauben an motorische Centra oder, wie diejenigen sie
lieber nennen, welche den physiologisch unfassbaren „Willen‘
dort angreifen lassen, an psychomotorische Centra in der Grosshirnrinde rasch so fest einwurzeln lassen, dass es eine schwere
Aufgabe geworden ist, den Glauben zu beseitigen. Und wenn
ich auch selber, seitdem das Verständniss der Fühlsphäre sich
mir eröffnet hat, mit der Annahme von Centren, wie sie sonst
der Bewegungsanregung dienen, innerhalb der Grosshirnrinde
gar nichts mehr anzufangen weiss, so habe ich es mir doch

nicht verhehlt, dass ein ganz umfassender Nachweis des Wesens
der Fühlsphäre verlangt werden könnte, um die Existenz eines
motorischen Abschnittes der Grosshirnrinde zu widerlegen. Jetzt
nun, nachdem durch geschlossene Versuchsreihen dargethan ist,
wie im Falle der Restitution in der Fühlsphäre immer erst die
einfacheren und dann die verwickelteren Gefühlsvorstellungen
sich wieder einstellen, erst die Druckvorstellungen, dann die
Lagevorstellungen, endlich die Tast- und Bewegungsvorstellungen wiederkehren, und wie weiter durch grosse Exstirpationen
in der Fühlsphäre die Tast- und Bewegungsvorstellungen allein,
durch grössere Exstirpationen mit ihnen die Lagevorstellungen,
endlich durch noch grössere Exstirpationen auch die Druckvorstellungen für die Dauer zum Verschwinden gebracht werden:
jetzt, meine ich, wird man sich nicht mehr der Erkenntniss
verschliessen können, dass man es in dem als Fühlsphäre bezeichneten Abschnitte der Grosshirnrinde bloss mit Wahrnehmungen und Vorstellungen, die aus den Gefühlsempfindungen
fliessen, zu thun hat, und dass demgemäss nur die Bewegungsvorstellungen in der Fühlsphäre die Ursachen der sogenannten
willkürlichen Bewegungen sind.

Die Reihenfolge des Unterganges und der Restitution der
verschiedenartigen Gefühlsvorstellungen verdient auch von pathologischer Seite volle Beachtung. Bei der grossen und wahr-
haft aufreibenden Schwierigkeit, die es hat, von den Thieren
sicheren Aufschluss über ihr Wahrnehmen und ihr Vorstellen zu
erhalten, ist es schwer denkbar, dass die Experimentalphysio-
logie mehr als die Fundamente der Kenntniss der Grosshirnrinde sollte liefern können, und die weitere Einsicht zu verschaffen, wird der Pathologie vorbehalten bleiben. Dafür wird
aber auch in Krankheitsfällen viel genauer und umfassender
untersucht werden müssen, als es bisher geschehen ist; und
insbesondere hinsichts der Fühlsphäre wird, wo man bei Störungen der willkürlichen Bewegungen eine Rindenläsion vermuthet, mindestens auch auf die Druck-, die Lage- und die
Tastvorstellungen zu prüfen sein. Soweit ich die pathologische
Litteratur habe durchsehen können, ist in solchen Fällen wohl
manchmal das Fortbestehen der „Sensibilität" angemerkt, aber
kaum je habe ich es sichergestellt gefunden, dass wirklich noch

Rindensensibilität vorhanden war, die Berührungs- oder Druckgefühle noch erhalten waren. Wo diese Gefühle unversehrt sich
finden sollten, werden entsprechend unseren kleineren Exstirpationen, deren Folgen ich Ihnen das vorige Mal schilderte,
immer nur kleinere Läsionen der Fühlsphäre anzunehmen sein.
Nach solchen Exstirpationen habe ich sogar, wie es vielleicht
gut ist hier beiläufig zu erwähnen, in den ersten Tagen nach
der Operation, in der Zeit also, welche für die Ihnen vorgelegten Erfahrungen stets ausser Acht blieb, offenbar infolge
der Entzündung in der Umgebung der Exstirpationsstelle, die
Druckgefühle manchmal verstärkt, man kann sagen eine Rinden-
hyperästhesie gefunden. Wo man aber grössere Läsionen der
Fühlsphäre vor sich haben wird, da werden, das lässt sich mit
Sicherheit voraussagen, gerade so wie nach unseren grösseren
Exstirpationen, neben den Bewegungsstörungen immer auch
Störungen im Bereiche der Tast-, der Lage- und der Druck-
vorstellungen zu finden sein.

Noch ein zweites allgemeines Resultat hinsichts der Fühlsphäre habe ich heute dem früher Mitgetheilten hinzuzufügen.
Die Fühlsphäre ist nicht auf die Rinde des Scheitellappens beschränkt, sondern sie hat eine wesentlich grössere Ausdehnung
und umfasst auch noch die Rinde des Stirnlappens. Ein Jahr
und darüber hat dieser Stirnlappen jedem Versuche, einen Einblick in seine Functionen zu gewinnen, getrotzt, indem nach
seinem Fortfalle gar keine Störung an dem operirten Hunde
sich erkennen lassen wollte; aber endlich hat auch er sich ge-
fügt, und Sie werden nachher sehen, wie er nur einem schwerer
zu prüfenden Körpertheile zugeordnet ist.

Lassen Sie uns jetzt die einzelnen Regionen, in welche die
Fühlsphäre jeder Körperhälfte zerfällt, der Reihe nach betrachten. Diese Regionen sind, wie Sie sich erinnern, dadurch
charakterisirt, dass eine jede Region zu einem besonderen Theile
der Körperhälfte in Beziehung gesetzt ist, so dass Verletzungen
einer Region immer Störungen der Gefühle und Gefühlsvorstellungen bloss für den zugehörigen Körpertheil zur Folge haben.
Solcher Regionen habe ich das vorige Mal drei unterschieden,
vorläufig, wie ich sagte: eine Kopfregion, eine Vorderbeinregion
und eine Hinterbeinregion. Heute kann ich Ihnen sieben Re-

gionen vorführen, und zwar nicht bloss beim Hunde, sondern
auch zugleich beim Affen, dessen Fühlsphäre bis auf unter-
geordnetere Momente, welche die Lage und die Ausdehnung der
verschiedenen Regionen betreffen, in allen Stücken mit der des
Hundes übereinstimmt.

Für die Versuche am Affen habe ich mir bisher 29 Thiere
verschaffen können. Von ihnen habe ich 8, theils durch

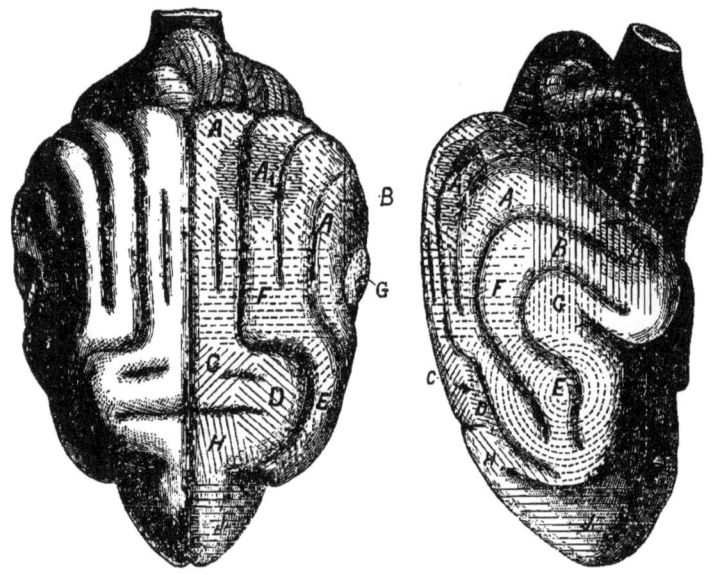

Fig. 3.   Grosshirnrinde des Hundes.

A Sehsphäre.   *B* Hörsphäre.   *C—J* Fühlsphäre.
D Vorderbeinregion.   *Č* Hinterbeinregion.   *E* Kopfregion.   *F* Augenregion.
G Ohrregion.   *H* Nackenregion.   *J* Rumpfregion.*

Krankheit, theils infolge der ersten Operation, ohne Ergebniss
verloren. An den übrigen 21 habe ich, da die meisten Thiere
2—3, einzelne sogar 4, endlich eines selbst 5 verschiedene, in
der Regel durch mehrmonatliche Zwischenräume von einander
getrennte Operationen überlebten, ca. 50 Versuche angestellt,
von welchen etwa $\frac{1}{3}$ auf die Sehsphäre, $\frac{2}{3}$ auf die Fühlsphäre

---

* Die Holzschnitte sind nach den bei dem Vortrage benutzten Wandtafeln angefertigt.

entfallen. Ist nun auch die Zahl dieser Versuche nur klein
gegen die hunderte von Versuchen am Hunde, welche ich ausgeführt habe, so kommt doch der kleineren Zahl eine wesentlich
erhöhte Bedeutung dadurch zu, dass ich die Versuche am Affen
immer erst dann unternommen habe, wenn ich über die ana-
logen Verhältnisse beim Hunde schon genügend unterrichtet war,
so dass mir aus dem sonst unumgänglichen Tasten kein Ver-

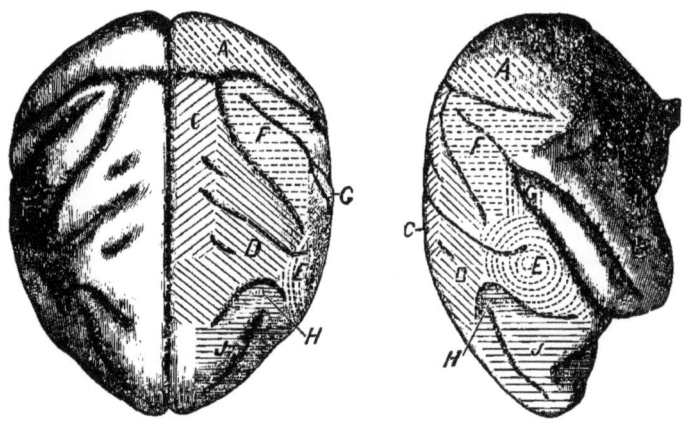

Fig. 4.   Grosshirnrinde des Affen.

A Sehsphäre.   C—J Fühlsphäre.
D Vorderbeinregion.   C Hinterbeinregion.   E Kopfregion.   F Augenregion.
G Ohrregion.   H Nackenregion.   J Rumpfregion.
Mit B ist die Rindenpartie bezeichnet, welche nach den Erfahrungen am
Hunde als Hörsphäre anzunehmen ist.*

lust beim Affen erwachsen ist.   Dass aber auch beim Affen,
ebenso wie beim Hunde, alle meine Mittheilungen auf Erfahrungen
sich gründen, welche, nachdem die entzündliche Reaction vor-

---

* Nach Ferrier sollten in F das Sehcentrum, in G das Hörcentrum,
in B die Centren des Geruchs und des Geschmacks, im Hippocampus major und Gyrus hippocampi (medial vom hinteren oberen Ende von B) das
Tastcentrum, in der Umgebung der Fissura Rolandi die Centren der willkürlichen Bewegung, in A das Hungercentrum (Centrum für die Visceralgefühle) gelegen sein; Verlust beider Stirnlappen sollte eine deutliche
Schädigung der Intelligenz und der Aufmerksamkeit mit sich bringen.[31]

über, in wochen- und monatelanger Beobachtung des operirten
Thieres gemacht sind, das glaube ich hier, wenn auch vielleicht
zum Ueberflusse, noch besonders hervorheben zu sollen.

Gehen wir von der Sehsphäre (*A* Fig. 3 und 4) aus nach
vorn, so stossen wir zunächst und unmittelbar vor der Sehsphäre auf die Augenregion, die selbständige Fühlsphäre des
Auges (*F*). Sie nimmt beim Affen den Gyrus angularis ein.
Beim Hunde ist sie weniger gut zu begrenzen; nur die Knickung
des Gyrus medialis, sein Uebergang in den Gyrus postfrontalis,
giebt einen Anhaltspunkt für ihr vorderes Ende ab, und an
der medialen Fläche der Hemisphäre, auf welche sie sich fort-
setzt, reicht sie bis zum Gyrus fornicatus. Exstirpationen dieser
Region, welche sich zu weit nach hinten erstrecken, bedingen
Störungen der Gesichtswahrnehmungen und Gesichtsvorstellungen
mit; greifen die Exstirpationen zu weit nach vorn, so treten
nebenbei Störungen der Gefühle nnd Gefühlsvorstellungen für
die Extremitäten und den Kopf auf. Wo rein die Augenregion,
sagen wir auf der linken Seite exstirpirt ist, findet sich folgendes. Zieht man am linken Auge die Lider mit den Fingern
von einander und vom Augapfel ab, und berührt man dann
leicht mit der Nadel den Bulbus oder die Conjunctiva palpe-
brae, so tritt sogleich Blinzeln und ein reiches Spielen der
Kopf- und Gesichtsmuskeln ein, das Thier sucht unter dem
Ausdrucke der Angst oder des Zornes den Kopf zurückzuziehen
oder zu wenden, und fast regelmässig schlägt das Thier mit
der linken Vorderextremität nach der angreifenden Hand. Verfährt man ebenso am rechten Auge, so sieht man nichts als
Blinzeln, und man kann drücken und stechen, so lange man
will, das Thier bleibt durchaus ruhig. Nähert man weiter den
Finger oder die Faust rasch dem linken Auge, so erfolgt jedesmal Blinzeln; dagegen bleibt dasselbe immer aus, wenn man
ebenso vor dem rechten Auge handthiert, und tritt hier erst
dann ein, wenn es zur unmittelbaren Berührung der Wimpern
oder der Lider gekommen ist. Solches Ausbleiben des Blin-
zelns hatten wir schon früher beobachtet [32], wo durch Läsionen
der Sehsphäre Seelen- oder gar Rindenblindheit herbeigeführt
war, das Thier somit die Gefahr, die seinem Auge drohte, nicht
sah; jetzt, da die Gesichtswahrnehmungen und die Gesichts-

vorstellungen des Thieres nachweislich ganz unversehrt sind, kann das Ausbleiben nur darauf beruhen, dass die Grosshirnrinde den Sphincter palpebrarum nicht mehr in Thätigkeit zu setzen vermag. Führt man bei fixirtem Kopfe des Thieres seine Lieblingsspeise horizontal vor seinen Augen vorbei, so vollzieht sich die Seitenwendung der Augen nach rechts nur unvollkommen und nimmt beträchtlich früher ein Ende als normal und als die Seitenwendung nach links. Auch andere Augenbewegungen erscheinen geschädigt, doch habe ich sie nicht einer genauen Untersuchung unterwerfen können. Hat man das linke Auge dem Hunde verbunden oder dem Affen vernäht, so verfehlt das Thier, beim Zugreifen mit dem Maule bez. der Hand, die vorgeworfenen oder vorgehaltenen Nahrungsstücke, desto öfter und desto auffälliger, je kleiner die Stücke sind. Affen, welchen die Augenregion beiderseits exstirpirt war, habe ich nach der unvollkommenen Restitution für die Dauer die Gewohnheit beibehalten sehen, statt mit den Fingerspitzen, wie es der normale Affe thut, immer mit der ganzen flachen Hand die Haferkörner oder Mohrrübenstückchen zu ergreifen. Endlich habe ich manchmal, nicht regelmässig, eine leichte Ptosis und, beim Affen öfter als beim Hunde, ein mehr oder weniger starkes Thränen des betroffenen Auges beobachtet; die Ptosis war in der Regel nach 1—2 Wochen, das Thränen nach 1 bis 2 Monaten verschwunden. Eine Veränderung an der Pupille habe ich nie als Folgeerscheinung der Exstirpation constatiren können.

Unterhalb der Augenregion (*F*) und vor der Hörsphäre (*B*), in der Umgebung des Endstückes der Fossa Sylvii, liegt die Ohrregion, die selbständige Fühlsphäre des Ohres (*G*). Für die methodische Untersuchung dieser Region setzen die Gefässe der Fossa Sylvii mit ihren zahlreichen und grossen die Region überspinnenden Aesten ausserordentliche experimentelle Schwierigkeiten. Nach continuirlichen Exstirpationen bin ich zwar der Blutungen gut Herr geworden, aber die Thiere haben doch, offenbar infolge der Circulationsstörungen, nie länger als 3 bis 4 Tage die Operation überlebt. Nur bei stückweisen Exstirpationen, wenn ich unter Vermeidung der grösseren Gefässe bloss die zwischen ihnen befindliche Rinde heraushob, hatte ich Erfolg. In den nächsten Wochen war dann entweder gar keine Vor- und Rückwärtsdrehung der gegenseitigen Ohrmuschel sichtbar, oder dieselbe erfolgte unvollkommener als die Drehung der gleichseitigen Ohrmuschel; beim Hunde war zugleich eine Gefühllosigkeit der gegenseitigen Ohrmuschel nachweisbar, besonders regelmässig an deren convexer Fläche. Natürlich können diese Erfahrungen nur als erste Wahrnehmungen der Bedeutung dieser Region gelten; aber ich habe mich bisher mit ihnen begnügen müssen und auch die untere und die hintere Grenze dieser Region nicht genauer bestimmen können.

Weiter nach vorn folgen die drei Regionen, welche am Hundehirn uns schon von früher her bekannt sind: die Hinterbeinregion (C), die Vorderbeinregion (D) und die Kopfregion (E). .

Nach Exstirpation der Kopfregion habe ich Seelenbewegungslosigkeit der gegenseitigen Zungenhälfte und der dort um den Mund herum gelegenen Muskeln bestehen sehen; ausserdem waren beim Hunde die Druckgefühle der gegenseitigen Gesichts-hälfte verschwunden. Die Zungenlähmung habe ich immer nur bei weit nach unten reichender Exstirpation gefunden. Ich möchte glauben, dass die weitere Untersuchung diese Kopfregion noch in mehrere Regionen wird zerfällen lassen.

Die Vorderbein- und die Hinterbeinregion habe ich so umfassend, wie beim Hunde, auch beim Affen auf das Verhalten aller Gefühlsvorstellungen je nach der Grösse der Exstirpation untersucht und mit demselben Erfolge. Nur über das Verhalten der Druckvorstellungen oder Druckgefühle habe ich beim Affen keine sichere Auskunft mir verschaffen können. Obwohl wir mit den meisten Affen monatelang uns beschäftigt haben, sind wir doch nicht im Stande gewesen, eines dieser Thiere abzurichten, ja selbst nur einigermassen zu zähmen; und die· unüberwindliche Scheu der Thiere vereitelte jede Untersuchung der Druckgefühle, indem die Thiere entweder ganz ungeberdig sich verhielten oder aber, gewaltsam niedergehalten, jeden Angriff der Haut mit voller Apathie über sich ergehen liessen. Die dadurch bedingte Unvollkommenheit der Untersuchung ist gewiss bedauerlich, und sie wäre auch von Bedeutung gewesen, wenn wir den Affen als erstes und alleiniges Versuchsthier ge-

habt hätten; sie ist aber nunmehr unwesentlich, da wir beim
Hunde mit den übrigen Gefühlen und Gefühlsvorstellungen auch
die Druckgefühle oder Druckvorstellungen genau haben verfolgen
können. Die Schädigung und der Verlust der Lagevorstellungen, wie der Tast- und Bewegungsvorstellungen treten bei dem
Reichthum an Bewegungsarten, der den Affen vor dem Hunde
auszeichnet, bei dem ersteren noch viel deutlicher und über-
raschender hervor, als bei dem letzteren.

Als ich das vorige Mal vorerst die drei in Rede stehenden
Regionen an der Fühlsphäre des Hundes unterschied, sagte ich,
dass „Verletzungen innerhalb der Strecke D Störungen am
Vorderbein und Vorderrumpf, Verletzungen innerhalb der Strecke C
Störungen am Hinterbein und Hinterrumpf mit sich bringen". [33]
Die Rumpftheile so mit den Extremitäten zusammenzulegen, war
ich damals dadurch veranlasst, dass ich nach Exstirpationen
innerhalb der als Vorderbeinregion bezeichneten Strecke auch
Störungen am Nacken hatte eintreten sehen. Indess hat jetzt
die eingehendere Untersuchung ergeben, dass für den Nacken
und den Rumpf eigene Regionen der Fühlsphäre existiren. Was
ich heute Hinterbeinregion (C) nenne, ist also die selbständige
Fühlsphäre ausschliesslich des Hinterbeines, und was ich heute
Vorderbeinregion (D) nenne, ist die selbständige Fühlsphäre
ausschliesslich des Vorderbeines. Die Hinterbeinregion erstreckt
sich beim Affen wie beim Hunde auch über die mediale Fläche
der Hemisphäre bis zum Gyrus fornicatus. Ob das gleiche für
das vorderste Stück der Hinterbeinregion des Affen gilt, weiss
ich nicht; sicher aber gilt es nicht für die Vorderbeinregion
des Hundes. Diese Region erstreckt sich nicht einmal so weit,
wie ich es früher anzeigte [34], bis zur Fissura longitudinalis, sondern zwischen dem medialen Ende ihrer vorderen Hälfte und
dem Gyrus fornicatus liegt an der oberen und medialen Fläche
der Hemisphäre die sechste Region der Fühlsphäre des Hundes,
die Nackenregion (II Fig. 3).

Hat man einem Hunde die ganze Nackenregion, sagen wir
linkerseits exstirpirt, so trägt der Hund, wenn nach einigen
Tagen das Fieber vorüber, den Kopf stets nach links gedreht,
und er hat die Fähigkeit verloren, den Kopf und sich im ganzen
rechtsherum zu drehen, während er alle Drehungen linksherum,

sowohl die des Kopfes wie die hakenförmigen oder die zeiger-
förmigen oder die reitbahnartigen des ganzen Körpers, ebenso
leicht und gut ausführt wie der unversehrte Hund. Zugleich
ist der Verlust der Druckgefühle für die rechte Seite des Nackens
zu constatiren: auf jede Berührung der linken Seite antwortet
der Hund mit Hinsehen oder gar Beissenwollen; dagegen muss
man ihn rechts sehr stark drücken oder stechen, ehe überhaupt
eine Reaction erfolgt, und auch dann treten nur unregelmässige
Bewegungen der Extremitäten ein, bei voller Ruhe der Kopf-
und Gesichtsmuskeln. Wirft man dem Hunde Fleischstücke
vor, so geht er an die zu seiner Linken in normaler Weise
heran; um aber die zu seiner Rechten aufzunehmen, dreht er
sich jedesmal zunächst linksherum, selbst dann, wenn man dicht
an seinem rechten Auge vorbei das Fleischstück hat herabfallen
lassen. Geht oder läuft der Hund ruhig vor sich hin, ohne
dass seine Aufmerksamkeit einem bestimmten Gegenstande zu-
gewendet ist, so dreht er sich immer und immer wieder in
grösseren oder kleineren Bögen linksherum. Das ist nicht im
mindesten eine Zwangsbewegung, ebensowenig wie die ähnlichen
Linksdrehungen, welche an Hunden, die auf dem rechten Auge
seelen- oder rindenblind gemacht sind, in der ersten Zeit nach der
Operation zur Beobachtung kommen; vielmehr beruhen beide Male
die Drehungen darauf, dass gerade die Absicht, in alter Weise
geradeaus zu gehen, den Hund nunmehr naturgemäss zur Linksdrehung führt, im ersteren Falle infolge der ihm unbewussten
falschen Kopfstellung, im letzteren Falle infolge der ihm unbewussten Einschränkung des Gesichtsfeldes. Diese Linksdrehungen beim Gehen und Laufen werden denn auch mit der Zeit
immer seltener von unserem Hunde ausgeführt und kommen
nach einigen Wochen fast gar nicht mehr vor. Später lernt
auch noch allmählich der Hund sich nach rechts bewegen, indem er mit nach links gedrehtem Kopfe die Rücken- und Lendenwirbelsäule so krümmt, dass ihre Concavität nach rechts
und hinten sieht, oder auch sich ganz im Becken dreht, und er
nähert sich nunmehr den rechts von ihm befindlichen Gegen-
ständen in einem grossen, nach vorn und rechts beschriebenen
Bogen. Der Bewegung der rechtsseitigen Nackenmuskeln,
wie der Rechtsdrehung bleibt der Hund dauernd unfähig,

und auch die übrigen geschilderten Störungen bestehen unverändert fort.

Nach unvollkommenen, doch grossen Exstirpationen innerhalb der Nackenregion ist zunächst alles ebenso, und es kommt nur in den folgenden Wochen zu einer mehr oder weniger vollständigen Restitution. Nach kleinen Exstirpationen aber beobachtet man die geschilderten Störungen nicht; hier finden sich nur die Druckgefühle an der der Läsion entgegengesetzten Seite des Nackens und die Fähigkeit, den Kopf nach eben dieser Seite zu drehen, in höherem oder geringerem Grade geschädigt. Am deutlichsten tritt die Bewegungsstörung hervor, wenn der Hund bei feststehendem Rumpfe mit dem Kopfe dem vorgehaltenen Fleischstücke folgt, während man das Fleischstück bald an dem einen, bald an dem anderen Auge vorbei im Bogen nach den Rückenwirbeln hin bewegt: linksherum dreht der Hund den Kopf ganz normal, so dass er das Fleischstück über den Wirbeln mit der Schnauze erfasst, während die Drehung rechtsherum stets früher ein Ende nimmt und nun erst eine Bewegung des Rumpfes und der Extremitäten zur Hülfe kommen muss, wenn der Hund das Fleischstück über den Wirbeln soll erhaschen können.

Die siebente Region endlich der Fühlsphäre des Hundes, die Rumpfregion (*J* Fig. 3), nimmt den Stirnlappen ein.

Für die Untersuchung dieses Lappens empfiehlt sich ein eigenes operatives Verfahren. Sonst habe ich regelmässig mit Trepan und Knochenzange den Knochen über der für den Angriff ausersehenen Hirnstelle entfernt, die bis dahin unversehrte Duradecke passend gespalten und zurückgeschlagen oder auch abgetragen, endlich die zu exstirpirende Rindenpartie mit dem Messer erst umschnitten und darauf herausgeschnitten. So habe ich im letzten Jahre auch ohne die Verletzung des Sinus longitudinalis, welche ich früher für unvermeidlich hielt[35], die mediale Fläche der Hemisphäre untersuchen können, indem sich von einer seitlichen Trepanöffnung her das knöcherne Dach über dem Sinus, ohne dass dieser Schaden nimmt, wegbrechen und darauf der Sinus gut beiseiteschieben lässt. Für die Freilegung des Stirnlappens aber bietet der Trepan gar keinen Vortheil; und da sowohl die tiefe Lage des Lappens wie seine grosse

Oberfläche bei geringer Dicke nur schwer und unzureichend die
Exstirpation der Rinde zulassen, trennt man hier auch besser
den ganzen Lappen vom übrigen Grosshirn ab. Wollte ich
beide Stirnlappen entfernen, so verfuhr ich folgendermassen:
Mit einer kleinen convexen Säge sägte ich das Schädeldach zu
beiden Seiten der Mittellinie und senkrecht zu dieser durch,
einmal nahe hinter der Rückwärtsbiegung des Stirnbeins und
zweitens 5—8 mm. davor; dann stemmte ich mit dem Meissel
zwischen den Sägeschnitten jeder Seite den Knochen soweit fort,
dass ich bequem die Zange zur Verwendung bringen konnte,
und ging nunmehr mit der Zange so vor, dass ich die beiderseitigen Oeffnungen sowohl über den Sinus hinweg mit einander
in Verbindung setzte, als auch beträchtlich nach vorn und nach
der Seite hin erweiterte, bis ich durch den Rest der Stirnhöhlen
in die Nasenhöhlen sah und die ganze obere Fläche der Stirnlappen, bedeckt von der unverletzten Dura, überblickte. Danach
spaltete ich jederseits die Dura an der hinteren Grenze des
Stirnlappens, dieser Grenze parallel, von oben nach unten, indem ich nur den Sinus schonte, stach ebendort dicht unter dem
Sinus ein spitzes Messer mit sehr stumpfem Rücken, die Schneide
nach abwärts, quer durch beide Stirnlappen mitsammt der Falx
hindurch und führte das Messer möglichst weit nach unten.
Wie die Sectionen ergaben, reichte der Schnitt meist dicht an
den Riechlappen heran, der selber jedoch nie getroffen wurde.
Wollte ich nur den einen der beiden Stirnlappen entfernen, so
verfuhr ich ebenso bloss auf der betreffenden Seite, aber auch
da legte ich den Sinus frei; indem ich das Messer langsamer
und vorsichtiger an der hinteren Grenze des Stirnlappens ein-
führte, liess sich an dem grösseren Widerstande, den die Falx
der Durchschneidung entgegensetzt, recht gut erkennen, wann
die Spitze des Messers die Falx erreicht hatte. Wunderbar genug, so sehr ich sonst nach den Operationen aller Art Verluste
zu beklagen hatte, nach den in der geschilderten Weise ausgeführten Trennungen der Stirnlappen habe ich bisher noch kein
einziges Thier verloren; die Verletzung heilte immer durch Eiterung und in den günstigen Fällen schon in 2—3 Wochen, es
schloss sich dann die Schädelwunde sehr rasch, und der Eiter
floss durch die Nase ab.

Nach der Abtragung beider Stirnlappen erscheint die Rücken-
und Lendenwirbelsäule des Hundes katzenbuckelartig gekrümmt,
so dass die hinteren Extremitäten über die Norm den vorderen
genähert sind, und der Hund hat vollkommen die Fähigkeit
verloren, die Rücken- und Lendenwirbel zu bewegen und gegen
einander zu verschieben. Die Bewegungen der Nackenwirbel
und die Drehungen des Kopfes führt dieser Hund alle in ganz
normaler Weise aus, auch sind die Rücken- und Lendenwirbel
passiv gerade so, wie früher, gegen einander beweglich, aber
die active Beweglichkeit der letzteren Wirbel ist erloschen, so
dass die Rücken- und Lendenwirbelsäule jetzt· für den Hund
den Vortheil der Gliederung fast verloren hat. Führt man ein
vorgehaltenes Fleischstück im Bogen von dem Auge nach der
Schwanzwurzel hin, so krümmt sich der normale Hund allmählich mit seiner ganzen Wirbelsäule hakenförmig, ohne die
Extremitäten zu bewegen, und erreicht das Fleischstück gut
mit der Schnauze über der Schwanzwurzel; unser Hund indess
dreht bloss Nacken und Kopf, der Rücken bleibt ganz gerade,
und es bedarf erst einer Verschiebung der Extremitäten und
einer Drehung im Becken, dass er das Fleischstück erhascht.
Auch die Drehungen beim Gehen und Laufen führt der ver-
stümmelte Hund nur im Becken aus, so dass sie auffallend ungeschickt und bloss in grossem Bogen erfolgen; ist er durch
Zuruf inmitten des Laufens plötzlich zu wenden veranlasst, so
stolpert er und bewahrt sich nur mühsam vor dem Fallen. Ist
bloss ein Stirnlappen, z. B. der linke, abgeschnitten, so kann
sich der Hund in normaler Weise linksherum drehen, und er
macht auch beim Gehen und Laufen die freiwilligen Wendungen
immer linksherum; dagegen bleiben alle Bewegungen der Rücken-
und Lendenwirbel, welche die Thätigkeit der rechtsseitigen
Rückenmuskeln erfordern, bei ihm gerade so aus, wie bei dem
beiderseitig operirten Hunde. Führt man bei demselben Hunde
den vorhin angegebenen Versuch derart aus, dass man das
Fleischstück vom Auge zur Schwanzwurzel das eine Mal an der
rechten, das andere Mal an der linken Seite des Hundes im
Bogen herumführt, so tritt die Unbeweglichkeit der rechten
Rumpfhälfte gegenüber der linken äusserst schlagend hervor.
Ueber das Verhalten der Druckgefühle am Rücken habe ich

nichts mit Sicherheit ausmachen können, weil schon der unversehrte Hund gegen Eingriffe, welche seine Rückenhaut treffen, sich äusserst indolent verhält.

Beim Affen nehmen die Nackenregion (*II*) und die Rumpfregion (*J* Fig. 4) den Stirnlappen vor dem Sulcus parietalis anterior ein. Aus Mangel an Material habe ich hier die beiden Regionen örtlich noch nicht scharf getrennt; doch lässt sich aus den Erfolgen der unvollkommenen Exstirpationen, nach welchen ich eine gewisse Beweglichkeit die einen Male der Nackenwirbel, die anderen Male der Rücken- und Lendenwirbel erhalten sah, entnehmen, dass die Nackenregion zu hinterst, dicht vor dem Sulcus parietalis anterior, und die Rumpfregion weiter nach vorn gelegen ist. Hat man dem Affen die Rinde an der ganzen oberen Fläche und an dem vorderen Stücke der unteren Fläche eines Stirnlappens exstirpirt, so beobachtet man genau dasselbe, wie wenn man einem Hunde Nacken- und Rumpfregion einer Seite zusammen fortgenommen hätte; die geschilderten Bewegungsstörungen treten nur bei dem beweglicheren Affen noch deutlicher hervor als bei dem Hunde. Ist linkerseits exstirpirt, so hält der Affe ständig den Kopf nach links gedreht, und seine Rücken- und Lendenwirbelsäule ist abnorm nach rechts gekrümmt; alle Drehungen werden linksherum ausgeführt, jede Drehung rechtsherum ist unmöglich, ja sogar jede Bewegung nach rechts fehlt in den ersten Wochen. Ein reizendes Schauspiel bietet sich jetzt dar, wenn man vor dem ruhig dasitzenden Affen Mohrrübenstücke ausstreut: der Affe bringt die zur Linken seines Kopfes befindlichen Stücke an sich, macht dann eine fast volle Umdrehung linksherum und ergreift das früher zunächst nach rechts gelegene, jetzt zu äusserst links befindliche Stück, macht von neuem eine solche Umdrehung wie vorhin und ergreift das nunmehr zu äusserst links gelegene Stück, die Umdrehung wiederholt sich, und so geht es fort, bis der Reihe nach von links nach rechts alle Stücke aufgenommen sind. Führt man an einem solchen Affen später die gleiche Exstirpation auch rechterseits aus, so ist die schiefe Kopfstellung beseitigt, der Kopf wird in alter Weise gerade und nur etwas gesenkt gehalten, die abnorme Krümmung der Wirbelsäule ist verschwunden, und jede Drehung,

linksherum wie rechtsherum, ist unmöglich. Während der einseitig operirte Affe, der die Fähigkeit der Linksdrehung noch
besitzt, erst nach Wochen es lernt, mittels der Drehung des
Rumpfes im Hüftgelenk sich nach rechts zu bewegen, führt der
beiderseitig operirte Affe, offenbar durch die Noth erfinderischer,
schon in den ersten Tagen die Drehungen im Becken aus. Aber
natürlich ist trotzdem der früher so gelenkige Affe nunmehr
ein höchst unbeholfenes Thier. Geradeaus gehen, laufen, klettern kann er ebenso gut wie zuvor; aber in die Nothwendigkeit
versetzt, sich zu wenden, weiss er allenfalls noch beim Gehen
und Laufen mit dem Reste seiner Mittel sich zu helfen, doch
beim Klettern geräth er immer sehr bald in Schwierigkeiten,
die er nur höchst mühsam und ungeschickt, ja manchmal auch
gar nicht zu überwinden vermag, und ein jäher Sturz aus der
Höhe ist hier oft der Abschluss des zu kühnen Unternehmens.

So haben wir nun die Kenntniss erworben oder, richtiger
gesagt, die erste Bekanntschaft gemacht fast der ganzen grauen
Grosshirn-Oberfläche. Nur der Gyrus fornicatus an der medialen
Fläche und eine nicht grosse Partie an der unteren Fläche der
Hemisphäre haben sich uns noch entzogen. Von der letzteren
Partie ist guter Anlass vorhanden zu glauben, dass sie die
Riechsphäre und die Schmecksphäre enthalte, welchen beiden
wir noch nicht begegnet sind.

Wo ist denn aber, höre ich fragen, der Sitz der Intelligenz,
da ich doch von deren Verlust noch nie gesprochen habe, selbst
nicht nach der Exstirpation der Stirnlappen, die stets in bedeutsame Verbindung mit ihr gebracht worden sind [36]? Die Intelligenz, so muss die Antwort lauten, hat überall in der Grosshirnrinde ihren Sitz und nirgend im besonderen; denn sie ist
der Inbegriff und die Resultirende [37] aller aus den Sinneswahrnehmungen stammenden Vorstellungen. Jede Läsion der Grosshirnrinde schädigt die Intelligenz, desto mehr, je ausgedehnter
die Läsion ist, und zwar immer durch den Ausfall derjenigen
Gruppe einfacherer und verwickelterer Vorstellungen, welche die
Sinneswahrnehmung der betroffenen Strecke zur Grundlage
haben; die Schädigung besteht für die Dauer fort, wenn entweder die wahrnehmenden Elemente selbst mit fortgefallen
sind, oder wenn auch bloss nicht Substanz übrig geblieben ist,

welche von neuem der Sitz der verlorenen Sinnesvorstellungen
werden könnte. Seelenblindheit, Seelentaubheit, Seelenlähmung
des einen und des anderen Körpertheiles schliessen, ob sie vollkommen oder unvollkommen ausgebildet sind, jede für sich eine
eigenartige Beschränkung der Intelligenz ein; und je mehr sie
sich combiniren, desto mehr wird die Intelligenz an Umfang
abnehmen, desto mehr wird, bei erhaltener Wahrnehmung, der
Kreis der vorhandenen Vorstellungen eingeengt und die Bildung
neuer Vorstellungen verhindert sein, so dass früher oder später
das Thier abnorm geistig beschränkt, blödsinnig uns erscheinen
wird. Für die Schätzung der Intelligenz wird dann aber noch
die Beschaffenheit gerade der Fühlsphäre von hervorragender
Bedeutung sein, weil von dieser die Grosshirnrinden-Bewegungen, die sogenannten willkürlichen Bewegungen, abhängig sind,
nach welchen allein wir den Vorstellungskreis eines anderen
Individuums zu beurtheilen vermögen.

Mit der Seelenblindheit, der Seelentaubheit, der Seelenlähmung habe ich Ihnen also auch jedesmal den theilweisen
Verlust der Intelligenz vorgeführt. Und wenn wir den seelenblinden oder den seelentauben Hund, wenn wir den Affen, der,
seelengelähmt an einer Vorderextremität, die Hand nicht mehr
zum Munde zu führen versteht, so gross auch seine Gier nach
dem in die Hand gesteckten Leckerbissen ist, oder den anderen
Affen, der eine oder beide Stirnlappen verloren hat und so
wunderlich sich verhält, nicht als blödsinnig ausgegeben haben,
so hatte das nur darin seinen Grund, dass wir eben, was ober-
flächlich den Namen Blödsinn führt, tiefer zu zergliedern ver-
mochten. Käme es darauf an, ohne den Zweck solcher Zergliederung einfach Blödsinn experimentell zu erzeugen, ich
wüsste keine bessere Methode, als die von Hrn. Goltz geübte
des Ausspülens der Grosshirnrinde [38]; wie denn in der That
Hrn. Goltz' Hunde nach ausgedehnter Verstümmelung beider
Hemisphären „im Aussehen wie im Handeln den Eindruck von
Blödsinnigen machten" [39]. Oft genug sieht man auch bei den
Exstirpationsversuchen die Natur das Experiment ersetzen, indem
jedesmal Blödsinn allmählich sich ausbildet und sich steigert,
wenn eine Meningitis mit oberflächlicher Encephalitis von der
Hirnwunde aus über beide Hemisphären sich verbreitet.

Sobald solche Meningitis sehr weit über beide Hemisphären sich erstreckt, finden wir Bewusstlosigkeit. Dafür scheint es erforderlich zu sein, dass die ganze oder fast die ganze Rinde ausser Function kommt. Nur ist wiederum zu bedenken, dass wir bloss durch die Grosshirnrinden-Bewegungen des Thieres, bloss also mittels seiner Fühlsphäre Aufschluss über sein Bewusstsein erhalten, und dass daher die völlige Vernichtung beiderseits der Fühlsphäre allein uns ein Thier wird bewusstlos erscheinen lassen können, das in der Wirklichkeit noch nicht bewusstlos ist. Vielleicht hängt damit die auffällige Erfahrung zusammen, welche ich gemacht habe, dass, sobald ein Hirnabscess in den Ventrikel durchgebrochen war, gleichviel wo der Durchbruch erfolgt und wie gross die Oeffnung war, nach einigen Stunden — eher kamen die Fälle nicht zur Beobachtung — regelmässig Bewusstlosigkeit gefunden wurde.

Anmerkungen.

[30] S. o. S. 50.

[31] S. o. S. 14, 37.

[32] S. o. S. 29.

[33] S. o. S. 44.

[34] S. o. Fig. 1 *D*, S. 29.

[35] S. o. S. 24, 32.

[36] Es ist das seit dieser Mittheilung so rasch vergessen worden, dass ich einige Citate geben muss. Ich werde mich auf zwei Autoren aus der unmittelbar vorhergegangenen Zeit beschränken können: Hitzig, Untersuchungen über das Gehirn. Berlin 1874. S. 127—28. — Ferrier, The functions of the brain. London 1876. p. 287—88. (Die Functionen des Gehirns. Uebersetzt von Obersteiner. Braunschweig 1879. S. 324 bis 325.)

[37] Ich glaube auf die Worte „und die Resultirende" noch besonders aufmerksam machen zu sollen. Es handelt sich danach nicht bloss um die Vorstellungen, sondern auch um das, wofür dieselben Verwendung finden, wozu sie weiter dienen.

[38] Pflüger's Arch. Bd. 13. 1876. S. 3; Bd. 14. 1877. S. 413. — Eine spätere Abänderung des Verfahrens s. noch ebenda, Bd. 20. 1879. S. 8.

[39] Pflüger's Archiv, Bd. 14. 1877. S. 29.

Fünfte Mittheilung.

(Vorgetragen in der Sitzung der Physiologischen Gesellschaft zu Berlin am 4. Juli 1879.)*

— —

Meine Herren! Der Fortschritt in der Kenntniss der Grosshirn-rinde, über welchen ich Ihnen heute zu berichten vorhabe, be-trifft die Sehsphäre und insbesondere die Sehsphäre des Hundes. Wie Sie sich von meiner ersten Mittheilung vom März 1877 her erinnern, ist der Ausgangspunkt meiner Untersuchungen die Erfahrung gewesen, dass nach beiderseitiger Exstirpation einer nahe der hinteren oberen Spitze des Hinterhauptslappens ge-legenen Rindenstelle A_1 — selbstverständlich hier und in der Folge immer, wenn nach einigen Tagen die entzündliche Reaction und damit die Functionsstörung in der Umgebung der Exstir-pationsstellen vorüber — der Hund seelenblind ist, d. h. wohl noch Gesichtswahrnehmungen hat und alles sieht, aber die Ge-sichtsvorstellungen, welche er besass, seine Erinnerungsbilder der früheren Gesichtswahrnehmungen, verloren hat, so dass er nichts kennt oder erkennt, das er sieht. Es ergab sich weiter, dass diese Seelenblindheit mit der Zeit sich verliert, und zwar dadurch, dass der Hund mittels seiner neuen Gesichtswahr-nehmungen von neuem Gesichtsvorstellungen gewinnt; da es ganz in die Hand des Experimentators gelegt ist, ob der Hund gewisse Gesichtsvorstellungen überhaupt wiedergewinnt, und ob dieselben früher oder später sich wieder einstellen, unterliegt es keinem Zweifel, dass der Hund wirklich von neuem sehen

---

* Verhandlungen der Physiologischen Gesellschaft zu Berlin, 1878 79. No. 18 (ausgegeben am 20. Juli 1879). — du Bois-Reymond's Archiv, 1879. S. 581.

lernt, d. h. das Gesehene kennen lernt. Ich schloss damals
aus diesen Erfahrungen, dass an der Grosshirnrinde „ein der
Gesichtswahrnehmung dienender Abschnitt, eine Sehsphäre, von
grösserer Ausdehnung als die Stelle A_1 existire, dass in dieser
Sehsphäre die Erinnerungsbilder der Gesichtswahrnehmungen in
der Reihenfolge etwa, wie die Wahrnehmungen dem Bewusstsein
zuströmen, gewissermassen von einem centralen Punkte aus in
immer grösserem Umkreise deponirt werden, und dass nach Exstirpation der zur Zeit alle oder die meisten Erinnerungsbilder
beherbergenden Stelle A_1 der Rest der Sehsphäre in der Umgebung von A_1 mit neuen Erinnerungsbildern besetzt werde“.
Indess vermochte ich diesen Schluss zunächst gar nicht weiter
zu stützen, und auch noch in meiner zweiten Mittheilung vom
Juli 1877 konnte ich nur entzündliche Erscheinungen, welche
unter Umständen an seelenblind gemachten und restituirten
Hunden auftreten, dafür geltend machen. Aber . in meiner
dritten Mittheilung vom März 1878 war ich im Stande, Ihnen
gewisse Sehstörungen als regelmässige Folgen der in der Umgebung von A_1 ausgeführten Exstirpationen vorzuführen, Sehstörungen, welche keine andere Deutung zuliessen, als dass mit
jeder solchen Exstirpation gewissermassen ein zweiter blinder
Fleck an der Retina des Hundes gesetzt war, jedesmal die Gesichtswahrnehmung für eine circumscripte Stelle der Retina erloschen, der Hund für diese Stelle, wie ich es nannte, rindenblind war. So liess sich die Ausdehnung der Sehsphäre (A)
über den ganzen Hinterhauptslappen, die der Falx zugekehrte
Seite des Gyrus medialis eingeschlossen, nachweisen. Auch war
es mir zweimal gelungen, Hunde, welchen ungefähr in dieser
Ausdehnung die Rinde einer Hemisphäre exstirpirt war, längere
Zeit am Leben zu erhalten: beide Hunde waren anfangs auf
dem gegenseitigen Auge nicht bloss seelenblind, sondern ganz
rindenblind, und die Restitution innerhalb vier Wochen ging nur
so weit, dass die Thiere beim langsamen Gehen die Hindernisse
vermieden, während die Wiederkehr von Erinnerungsbildern sich
nicht constatiren liess.

In derselben dritten Mittheilung konnte ich auch für den
Affen die Rinde des hier scharf abgegrenzten Hinterhauptslappens
als die Sehsphäre nachweisen. Beiderseitige gleiche partielle

Exstirpationen hatten regelmässig Störungen der Gesichtswahrnehmung, manchmal auch den Verlust einzelner Gesichtsvorstellungen zur Folge. Einseitige totale Exstirpation der Rinde
an der convexen Fläche machte den Affen für die Dauer hemiopisch, rindenblind für die der Verletzung gleichseitigen
Hälften beider Retinae. Endlich durch beiderseitige ebensolche
Exstirpation wurde der Affe ganz rindenblind, und selbst in
Monaten besserte sich sein Sehen nicht weiter, als dass er beim
langsamen Gehen nicht mehr anstiess.

Bin ich auch in meiner vierten Mittheilung vom November
v. J. auf die Sehsphäre nicht zurückgekommen, so habe ich
dieselbe doch keinen Augenblick aus den Augen verloren. Ihre
weitere Verfolgung, mochte sie auch zur Zeit nicht gerade die
dringendste Aufgabe in Betreff der Grosshirnrinde sein, bot doch
den besonderen Vortheil, dass sie in mehrfacher Hinsicht gewissermassen die Probe auf das Exempel zu machen gestattete,
dass sie die Richtigkeit des Vorgehens, welches zu den eben
flüchtig skizzirten Ergebnissen geführt hatte, und die Richtigkeit
dieser Ergebnisse selbst prüfen liess durch die Lösung der sich
unmittelbar anschliessenden Aufgaben, wie ich sie in meiner
dritten Mittheilung bereits angedeutet hatte.

Um das Nächstliegende zuerst zu nehmen, so war mit der
beiderseitigen Hemiopie des Affen als Folge der Exstirpation
der Rinde eines Hinterhauptslappens die Verbindung jeder
Hemisphäre mit beiden Retinae zum ersten Male durch den
Versuch erwiesen und die physiologische Bedeutung der partiellen Sehnervenkreuzung im Chiasma der höheren Säugethiere,
wie sie auf Grund anatomischer und klinischer Erfahrungen
längst vielfach behauptet war[40], nunmehr durch den Versuch
aufgehellt. Aber im Widerspruche damit stand, dass ich beim
Hunde jeder Sehsphäre die ganze Retina der entgegengesetzten
Seite zugehörig gefunden hatte, da doch Hrn. v. Gudden's
Untersuchungen auch für den Hund eine unvollständige Kreuzung
der Sehnerven, nur mit beträchtlicherer Grösse der gekreuzten
Bündel ergeben hatten[41]. Dieser Widerspruch, welcher mich
schon zur Zeit meiner dritten Mittheilung so beschäftigte, dass
ich, trotz der gedrängten Kürze dieser Mittheilung, dem Vergleiche der Sehsphären des Affen und des Hundes die Be-

merkung hinzuzufügen nicht unterliess: „ich habe wenigstens
trotz aller Mühe von einer der Verletzung gleichseitigen Sehstörung nie beim Hunde mich überzeugen können" [42], — dieser
Widerspruch war also zu beseitigen.

Zweitens hatte ich in den Ergebnissen der Exstirpationsversuche, welche die um A_1 gelegenen Stellen betrafen, den
Nachweis des anatomischen Substrates für die Localzeichen der
Gesichtsempfindungen gesehen. Denn wenn, sagte ich, „mit
der Exstirpation einer zusammenhängenden Rindenpartie immer
die Wahrnehmung für eine zusammenhängende Partie der lichtempfindlichen Netzhautelemente ausfällt, so kann es nicht anders
sein, als dass die centralen Elemente der Sehsphäre, in welchen
die Opticusfasern enden und die Gesichtswahrnehmung stattfat,
regelmässig und continuirlich angeordnet sind wie die lichtempfindlichen Netzhautelemente, von welchen die Opticusfasern
entspringen, derart dass benachbarten Netzhautelementen immer
benachbarte wahrnehmende Rindenelemente entsprechen" [43]. Demnach galt es nunmehr, die relative Lage der lichtempfindlichen
Netzhautschicht einerseits, der wahrnehmenden Rindenschicht
andererseits genauer festzustellen.

Was die erste Aufgabe betrifft, so sind mittlerweile ein-
schlägige Versuche schon von anderen Seiten beigebracht worden.

Hr. Nicati [44] hat an jungen Katzen — zwischen Katze
und Hund kann hinsichts der fraglichen Verhältnisse kein wesent-
licher Unterschied bestehen — die mediane Halbirung des
Chiasma ausgeführt und danach constatirt, dass die Thiere
sahen. Wie sie sahen, ist nicht ermittelt oder wenigstens nicht
angegeben.

Andere Versuche haben die Hrn. Luciani und Tamburini [45] mitgetheilt. Dieselben nehmen, infolge nicht genügend
sorgsamer Untersuchung, das Sehcentrum des Hundes in der
zweiten äusseren Windung (d. i. im Gyrus supersylvius R.
Owen) gelegen an, und zwar in einer langen Rindenzone,
welche sich von der Frontalregion bis zur Occipitalregion erstreckt. Einseitige Zerstörung dieser Zone oder auch nur ihres
parietalen Theiles (welcher in meine „Fühlsphäre des Auges"
und meine „Sehsphäre" fällt) sahen sie fast vollkommene Amau-
rose des gegenseitigen Auges und leichte Amblyopie des gleich-

seitigen Auges mit sich bringen, von welchen die letztere rasch
verschwand, die erstere nur langsam sich besserte. Führten sie
die gleiche Operation auch auf der zweiten Seite aus, so fanden
sie, auch wenn die Sehstörungen infolge der ersten Operation
sich bereits ausgeglichen hatten, fast vollkommene beiderseitige
Blindheit; und diese Blindheit besserte sich nur sehr langsam,
so dass noch nach Wochen Sehstörungen bestanden.

Endlich hat hierhergehörige Versuche ganz neuerdings Hr.
Goltz[46] veröffentlicht. Hr. Goltz eifert gegen die Angabe der
vorgenannten Herren, dass er gleich mir eine vollständige Kreuzung der Sehnerven beim Hunde angenommen haben sollte —
ich muss bemerken, dass bis heute von der Kreuzung der Sehnerven bei mir überhaupt gar nicht die Rede gewesen ist —,
und er betont, dass er schon 1876 seine „Ueberzeugung" dahin
ausgesprochen hat[47], dass bei Hunden jede Grosshirnhälfte mit
beiden Augen in Verbindung steht. Jetzt nun bringt Hr. Goltz
zwei Versuche zum Beweise bei. Einem Hunde wurden 5 grm.
Rindensubstanz des linken Hinterhauptslappens herausgespült
und das linke Auge ausgeschält. Nach 5 Monaten waren die
Sehstörungen wesentlich zurückgebildet. Nun wurden $4^1/_2$ grm.
des rechten Hinterhauptslappens fortgenommen. Danach war
es über 14 Tage hinaus überhaupt zweifelhaft, ob der Hund
sah, und erst nach 3 Wochen folgte er der Bewegung der Hand
mit dem Auge und dem Kopfe. Ein analoger Versuch an
einem zweiten Hunde lieferte ähnliche Ergebnisse.

Sie beachten vielleicht beiläufig, dass Hr. Goltz diese Versuche, bei welchen die Exstirpationen immer am Hinterhauptslappen vorgenommen sind, dort berichtet, wo er gerade die
Existenz insbesondere der Sehsphäre bekämpft und die ganze
Grosshirnrinde zu dem Sehen in Beziehung setzt. Doch thut
das hier nichts weiter zur Sache. Dass jede Hemisphäre des
Hundes mit beiden Augen in Verbindung steht, dafür kann die
linksseitige Amblyopie, welche die Hrn. Luciani und Tamburini als die Folge ihrer linksseitigen Exstirpation angeben,
als Nachweis nicht gelten; denn diese Amblyopie that sich ihnen
nur darin kund, dass die Hunde in der ersten Zeit nach der
Operation, mochten beide Augen offen oder das rechte Auge
verschlossen sein, langsam und vorsichtig gingen, und das sieht

man bei jedem normalen Hunde, welchen man auf ein Auge beschränkt, so lange er sich an diese Beschränkung noch nicht gewöhnt hat. Dagegen ist durch die Versuche von Hrn. Nicati, wie durch diejenigen Versuche einerseits der Hrn. Luciani und Tamburini, andererseits des Hrn. Goltz, bei welchen der linksseitigen Exstirpation später die rechtsseitige folgte und nunmehr neue Sehstörungen am rechten Auge bemerklich waren, jener Nachweis wohl geführt.

Ich bin inzwischen in anderer Weise vorgegangen. Mir kam es darauf an, wenn eine Beziehung jeder Sehsphäre zu beiden Retinae auch beim Hunde bestand, diese Beziehung sogleich genauer zu bestimmen. Dazu bot die totale Exstirpation einer Sehsphäre das Mittel dar, eine Operation allerdings, deren Misslichkeit ich Ihnen schon wiederholt zu erwähnen gehabt habe. Nicht nur ist die Exstirpation an sich schwierig, weil sie die der Falx zugekehrte Rinde des Gyrus medialis und das ganze hintere Ende der Hemisphäre mit umfassen muss, sondern es gehen auch, wie bei der grossen Ausdehnung der Verletzung und der Nachbarschaft der Sinus nicht zu verwundern, infolge von Blutung, Entzündung, Eiterung, Durchbruch in den Ventrikel u. s. w. die operirten Thiere sehr häufig in früher Zeit zu Grunde. Trotz alledem bin ich durch Ausdauer und Uebung der Operation gut Herr geworden, und ich habe nach wohl ausgeführter Exstirpation, bei welcher ich sogar die Rinde auf eine grössere Tiefe als sonst, in der Dicke von 3 mm. und darüber, abgeschnitten hatte, 7 Hunde weit über die Zeit der Verheilung hinaus, bis 13 Wochen am Leben erhalten. Die Ergebnisse aller Versuche stimmten überein und waren, immer unter der Voraussetzung der linksseitigen Exstirpation, im wesentlichen folgende.

Wenn nach 3—5 Tagen das Fieber vorüber, fällt an dem sich freiwillig gut bewegenden Hunde bloss auf, dass er, vor sich hingehend, häufig sich im Bogen linksum dreht; auf besondere Veranlassung dreht er sich auch gut rechtsum, nur stösst er bei solcher Drehung hin und wieder mit der rechten Seite des Kopfes an einen Gegenstand an. Der Hund sieht und erkennt alles, und, was bei meinen Versuchen immer schon von selber sich versteht, Hören, Riechen, Schmecken, Empfinden, endlich alle Bewegungen sind normal. Hat man dem Hunde das rechte Auge verbunden, so ist alles ebenso, und von einer Amblyopie ist nichts zu bemerken. Hat man ihm dagegen das linke Auge verbunden, so bewegt sich der Hund nicht freiwillig, und wenn er durch Hunger und Durst oder durch Lockung zum Gehen veranlasst ist, so geht er langsam mit vorgestrecktem Kopfe, dreht sich sehr häufig im Bogen linksum und stösst auch häufig an Gegenstände mit der rechten Seite des Kopfes an; dabei kennt oder erkennt er nichts, nicht die Fleischschüssel, nicht den Eimer, nicht den Menschen u. s. f. So erscheint der Hund, so lange man nicht auf besondere Prüfungen verfällt, wie ich es früher von zwei ähnlichen Versuchen angab, linkerseits normalsichtig, rechterseits vollkommen blind; und in den nächsten Wochen ändert sich das Verhalten nur so weit, dass der Hund bei verbundenem linken Auge mit der Zeit immer besser und schliesslich sogar beim langsamen Gehen recht gut die Hindernisse vermeidet, auch einzelne Objecte, z. B. die geschwungene Peitsche, wohl erkennt. Indess verfeinert man die Prüfungen, so zeigt sich sogleich bei der ersten Untersuchung, dass der Hund mit verbundenem linken Auge vor seinem rechten Auge und zu seiner rechten Seite allerdings gar nichts sieht, dass er aber aufmerkt, sobald man vor seine Nase oder vor sein linkes Auge die Finger, ein brennendes Streichholz, den Peitschenstock und dergleichen bringt, und auch ein wenig das rechte Auge dreht, wenn man die vorgehaltenen Objecte bewegt. Der Hund sieht also mit der äussersten lateralen Partie der rechten Retina. Doch erkennt er das Gesehene nicht; denn nicht bloss lassen das Streichholz und der Stock ihn im übrigen unbewegt, er greift auch nicht zu, so hungrig und durstig er ist, wenn man Fleisch oder ein Wassergefäss ebendort vorhält. Führt man dann ein Fleischstück und die Wasserschale, nachdem man sie vor dem linken Auge gehalten hat, an den Mund des Hundes und lässt ihn fressen und saufen, so schnappt der Hund fortan zu, wenn man wiederum die Hand, ob mit oder ohne Fleisch, dort vorhält, und dreht sich und schickt sich zum Saufen an, wenn man wieder die Schale oder ein ähnliches Gefäss, ob mit oder ohne Wasser, vor das linke Auge bringt. Das Streichholz und der Stock lassen den Hund auch ferner noch ganz kalt;

aber brennt man ihn einmal mit dem ersteren an der Nase, oder schlägt man ihn mit dem letzteren, so zuckt später der Kopf zurück, wenn wieder ein Streichholz, bez. der Stock vor das linke Auge gebracht wird. Wirft man, während man, in der Fütterung des Hundes begriffen, gerade vor diesem steht, ein Fleischstück, das man vor dem linken Auge des Hundes gehalten, vor eben diesem Auge vorbei, so folgt der Hund ausnahmslos, indem er sich rasch dreht, dem Fleischstücke und nimmt es gut auf, höchstens dass er es einen Moment zu suchen hat. Wirft man dagegen das Fleischstück von derselben Anfangsstellung aus vor dem rechten Auge vorbei, so schaut der Hund verdutzt darein, ohne sich zu rühren, oder sucht vor sich auf dem Boden nach. Alles dies ändert sich dann durch Wochen und durch Monate gar nicht weiter, als dass der Hund mit Hülfe des rechten Auges allein immer freier sich bewegen und desto mehr Objecte kennen lernt, je öfter und je länger man sein linkes Auge verbunden hält und sich mit ihm beschäftigt.

Damit wäre dargethan, dass die äusserste laterale Partie der Retina nicht der gegenseitigen Sehsphäre zugehört, bliebe nicht das Bedenken, dass doch möglicherweise die volle Exstirpation dieser Sehsphäre nicht gelungen wäre. Das Bedenken zu beseitigen, kann man die Exstirpation noch grösser, besonders nach vorn und nach aussen und unten ausgedehnter vornehmen, in welchem Falle man dasselbe Resultat erhält; oder man kann später noch eine einfache kleine Exstirpation hinzufügen, die der lateralen Partie der rechtsseitigen Sehsphäre, eine Operation, deren Bedeutung für die vorliegende Frage die Folge ergeben wird. Indess ist überhaupt gar kein neuer Versuch nöthig; denn die Widerlegung des Bedenkens übernimmt unser in Rede stehender Versuch selber, wenn wir nur auch noch das linke Auge so genau wie das rechte untersuchen. Da finden wir, dass, so viel von der rechten Retina der linken Sehsphäre nicht zugehört, gerade so viel von der linken Retina eben dieser Sehsphäre zugeordnet ist. So normalsichtig unser Hund auf dem linken Auge anscheinend ist, er sieht, wenn ihm das rechte Auge verbunden ist, keinen Gegenstand, den man vor seiner Nase oder seinem rechten Auge hält oder dort bewegt, und er merkt erst auf, wenn der Gegenstand vor das linke Auge gekommen ist. Und wechselt man mit dem Verbinden des rechten und des linken Auges ab, so ist es überraschend zu sehen, wie genau der Defect des Gesichtsfeldes des linken Auges in Lage und Ausdehnung dem Reste des Gesichtsfeldes des rechten Auges entspricht. Auch giebt sich der linksseitige Defect schon im groben darin kund, dass unser Hund mit verbundenem rechten Auge, wenn man Fleischstücke wirft, die man vor seinem linken Auge gehalten, diesen nur folgt, wenn sie an dem linken, nicht aber, wenn sie an dem rechten Auge vorbeigegangen sind. Durch Wochen und durch Monate erhält sich dann der Defect des linken Auges ganz unverändert: während der Hund mit der äussersten Partie seiner rechten Retina allmählich wieder die Objecte kennen lernt, bleibt er unverändert rindenblind für die äusserste Partie der linken Retina.

Es ist also jede Retina zum grössten Theile mit der gegenseitigen Sehsphäre und nur zu einem kleinen Theile, nämlich mit ihrer äussersten lateralen Partie, mit der gleichseitigen Sehsphäre in Verbindung. Die letztere Partie ist, nach dem Gesichtsfelddefecte des einen und dem Gesichtsfeldreste des anderen Auges zu schliessen, bei den verschiedenen Hunderacen von etwas verschiedener Grösse und zwar, wie mir aufgefallen ist, dort grösser, wo die Divergenz der Augen geringer ist; aber auch in den günstigsten Fällen dürfte sie nicht mehr als etwa ein Viertel der Retina ausmachen.

An die Lösung der zweiten Aufgabe bin ich ganz systematisch mit partiellen Exstirpationen der Sehsphäre gegangen, habe — immer bei anderen Hunden — die einen Male die innere, die anderen Male die äussere, weiter die vordere und dann wieder die hintere Hälfte der Sehsphäre fortgenommen, habe dazu kleinere Exstirpationen im Bereiche der Sehsphäre gemacht und habe jedesmal die Sehstörung möglichst genau zu bestimmen mich bemüht. Die Ergebnisse der gleichartigen Versuche kamen überein, und die der ungleichartigen reihten sich gut aneinander; ich stelle die wesentlichsten zusammen, indem ich immer die linke Hemisphäre als von der Exstirpation betroffen annehme.

Ist die innere oder mediale Hälfte der Sehsphäre exstirpirt, so bewegt sich der Hund, wenn das rechte Auge verbunden ist, ganz ungenirt, er sieht und erkennt aller Orten alles in nor-

maler Weise, und geworfenen Fleischstücken, sie mögen am
rechten oder am linken Auge vorbeigegangen sein, folgt er sehr
gut und gerade so gut wie ein unversehrter Hund. Hat man
dagegen das linke Auge verbunden, so bewegt sich der Hund
von freien Stücken nur wenig und immer nur langsam, auch
bevorzugt er auffällig die Linksdrehung, und manchmal, besonders wenn er rechtsum sich zu drehen veranlasst ist, stösst er
mit der rechten Kopfseite an. Wirft man Fleischstücke, so
folgt der Hund bloss dann gut, wenn der Wurf am linken Auge
vorbei erfolgte, während er gar keine Bewegung macht oder
höchstens vor sich auf dem Boden nachsieht, wenn das Fleischstück am rechten Auge vorüberging. Nähert man ein Fleischstück dem rechten Auge von seiner rechten Seite her, so fällt
es auf, wie spät der Hund es erst bemerkt, aber er folgt danach
der Bewegung gut mit dem Auge und dem Kopfe, so dass er
das Fleischstück nicht aus dem Gesichte verliert. Nähert man
umgekehrt das Fleischstück von der linken Seite her, so bemerkt es unser Hund so früh wie der normale Hund, aber er
folgt dann der Bewegung nur eine Weile gut, und plötzlich ist
ihm das Fleischstück verschwunden. Nähert man ein brennendes
Streichholz oder die Peitsche von der linken Seite her, so merkt
der Hund auf und zuckt auch meist sofort zurück, sobald nur
überhaupt das Bild auf der Retina entsteht; dagegen kann man
dieselben Objecte von der rechten Seite her ganz nahe an das
Auge heran und sogar etwas vor das Auge bringen, und der
Hund bleibt unbewegt. Und so kann man weiter noch durch
Fleisch und andere Objecte, welche man vor dem ruhig liegenden Hunde an verschiedenen Orten niederlegt, sicherstellen,
dass der Hund kein Object sieht, dessen Bild auf der inneren
Hälfte seiner rechten Retina entsteht, während er alles sieht
und meist auch gut erkennt, was auf der äusseren Hälfte derselben Retina sich abbildet. In Monaten ändert sich nichts, als
dass der Hund mit verbundenem linken Auge mit der Zeit
immer freier sich bewegt.

Ist nicht die ganze innere oder mediale Hälfte der Sehsphäre
exstirpirt, sondern bloss etwa ihr innerstes Drittel — noch
nicht der ganze in den Gyrus medialis fallende Theil der Sehsphäre —, so ist alles nahezu ebenso. Nur bewegt sich der

Hund mit verbundenem linken Auge von vorneherein sichtlich freier, und er folgt auch dem Fleischstücke, das man am rechten Auge vorbeiwirft, erst eine Weile mit dem Kopfe, ehe er es verliert, oder dreht sich sogar ein wenig rechtsum und fängt an seiner rechten Seite zu suchen an. Bei der genauen Prüfung mittels vorgehaltenen oder vorgelegten Fleisches habe ich mich hier wiederholt deutlich zu überzeugen vermocht, dass die rindenblinde mediale Partie der Retina nicht bis zur Mitte der Retina sich erstreckte.

Ganz anders sind die Beobachtungen, welche man macht, wenn die äussere oder laterale Hälfte der linken Sehsphäre exstirpirt ist. Zunächst ergiebt sich bei verbundenem rechten Auge alles gerade so, wie wenn die ganze linke Sehsphäre exstirpirt wäre: der Hund sieht keinen Gegenstand, der vor seiner Nase oder seinem rechten Auge sich befindet, die äusserste laterale Partie der linken Retina ist rindenblind. Verbindet man dann das linke Auge, so sieht der Hund die Objecte, welche man vor seine Nase oder sein linkes Auge bringt, sehr wohl, nur erkennt er sie nicht, und er sieht auch alles und erkennt es meist, was an der rechten Seite des rechten Auges sich befindet. Aber wenn man, während der Hund das rechte Auge ruhig hält, diesem Auge von vorn und etwas von links her Objecte nähert oder die Objecte so vor dem Hunde hinlegt, dass ihr Bild auf der inneren Partie der lateralen Hälfte der Retina entsteht, so sieht der Hund die Objecte nicht. Die Lücke, welche demnach unser Hund inmitten des Gesichtsfeldes seines rechten Auges hat, und welche er für die Dauer behält, giebt sich auch in der ersten Zeit ganz im groben kund, wenn das linke Auge verbunden ist. Bewegt man nämlich ein Object, nachdem der Hund aufgemerkt hat, mässig rasch von rechts nach links oder von links nach rechts, so folgt der Hund wohl eine Weile gut mit dem Kopfe, hat dann aber plötzlich das Object aus dem Gesichte verloren. Führt man ferner bei der Fütterung des Hundes die Fleischstücke immer von seiner linken Seite heran und lässt den Hund zuschnappen, so schnappt der Hund regelmässig zu weit nach links, so dass das Fleischstück an seiner rechten Seite bleibt. Wirft man endlich Fleisch bald am rechten, bald am linken Auge vorbei, so folgt der Hund zwar jedesmal, aber ungleich gut: gehen die Fleischstücke am linken Auge vorbei, so dreht sich der Hund rasch linksum, ist sogleich an der richtigen Stelle, an welcher das Fleischstück zu Boden gekommen, und hat dieses im nächsten Momente gefunden; gehen die Fleischstücke am rechten Auge vorbei, so erfolgt die Rechtsdrehung langsam und unzureichend, und der Hund fängt, noch weit von der richtigen Stelle entfernt, das Fleisch zu suchen an. Schon in der zweiten Woche haben diese Abnormitäten sich verloren; offenbar hat das Thier die neue Lücke im Gesichtsfelde durch Erfahrung ebenso überwinden gelernt, wie die normale Lücke des blinden Flecks.

Hat die Exstirpation nicht die ganze äussere oder laterale Hälfte, sondern etwa nur das äusserste Drittel der linken Sehsphäre betroffen, so ist die äusserste laterale Partie der linken Retina ebenso, wie vorhin, rindenblind, dagegen ist am rechten Auge nunmehr gar keine Abnormität zu constatiren. Es ist also die äusserste laterale Partie der Retina gerade der äussersten lateralen Partie der gleichseitigen Sehsphäre zugeordnet, und das an jene äusserste Partie nach innen anstossende Stück der lateralen Retinahälfte gehört dem an die äusserste Partie nach innen angrenzenden Stücke der gegenseitigen Sehsphäre zu.

Hunde, welchen die vordere, und andere Hunde, welchen die hintere Hälfte der linken Sehsphäre exstirpirt ist, bieten, wenn man ihnen das linke Auge verbunden hat, aber auch schon ohnedies, einen auffallenden Gegensatz in der Haltung und den Bewegungen ihres Kopfes dar. Die ersteren tragen den Kopf abnorm vorgestreckt und tief, manchmal fast am Boden, die letzteren abnorm zurückgezogen und hoch. Den Menschen, der vor ihnen steht, oder das Fleischstück, das etwas hoch ihnen vorgehalten wird, fixiren die ersteren, indem sie nur wenig die Schnauze heben, die letzteren, indem sie den Kopf ganz in den Nacken zurückwerfen und oft dabei auch rückwärts gehen. Um ein Fleischstück vom Boden aufzunehmen, schieben die ersteren den Kopf langsam und nahezu horizontal, dem Boden fast parallel, heran, die letzteren schiessen gewissermassen auf das Fleischstück los, indem sie den Kopf steil von oben nach unten führen. Ist das linke Auge verbunden, so finden die letzteren Hunde vorgeworfenes Fleisch sofort, auch wenn sie es vorher nicht

gesehen haben; die ersteren Hunde dagegen finden es gar nicht
oder erst nach langem Suchen, auch wenn man sie vorher es fixiren
liess. Und was dies alles schon erwarten lässt, das lehrt dann
auch die genaue Untersuchung: die Hunde, welchen die vordere
Hälfte der linken Sehsphäre exstirpirt ist, sehen keinen Gegenstand oder verlieren den Gegenstand aus dem Gesichte, sobald
sein Bild auf die obere Hälfte der rechten Retina mit Ausschluss
ihrer äussersten lateralen Partie oder auf die obere Hälfte der
äussersten lateralen Partie der linken Retina fällt, sie sind rindenblind für diese oberen Retinaabschnitte; den anderen Hunden, an
welchen die hintere Hälfte der linken Sehsphäre zerstört ist, geht
es ebenso mit den entsprechenden unteren Retinaabschnitten, —
nur von dem Verhalten der äussersten lateralen Partie der linken
Retina habe ich mich hier noch nicht sicher überzeugen können.

Alles zusammengenommen ergiebt sich also folgendes: Jede
Retina ist mit ihrer äussersten lateralen Partie zugeordnet dem
äussersten lateralen Stücke der gleichseitigen Sehsphäre. Der
viel grössere übrige Theil jeder Retina gehört dem viel grösseren
übrigen Theile der gegenseitigen Sehsphäre zu, und zwar so,
dass man sich die Retina derart auf die Sehsphäre projicirt
denken kann, dass der laterale Rand des Retinarestes dem
lateralen Rande des Sehsphärenrestes, der innere Rand der Retina dem medialen Rande der Sehsphäre, der obere Rand der
Retina dem vorderen Rande der Sehsphäre, endlich der untere
Rand der Retina dem hinteren Rande der Sehsphäre entspricht.

Die Figg. 5 und 6 werden dies Ergebniss veranschaulichen.
In Fig. 5 ist ein Frontalschnitt durch beide Sehsphären etwa
in der Mitte der Stelle A_1 gelegt, und man sieht von vorn auf
die hinteren Hälften der Sehsphären; die Augen sind horizontal
querdurchschnitten. In Fig. 6 sieht man auf beide Retinae
(das Centrum jeder ist mit c bezeichnet) von hinten, auf beide
Sehsphären von oben. Die rechte Sehsphäre (A) ist punktirt,
die linke (a) mit Linien ausgeführt, und die Stellen (A_1 und a_1),
deren Exstirpation Seelenblindheit zur Folge hat, sind dunkler
gehalten. Ebenso punktirt, bez. linirt sind dann die zugehörigen
Partieen der beiden Retinae (R r), und ausserdem sind die
correspondirenden Punkte von Sehsphäre und Retina durch
Linien verbunden, welche entsprechend punktirt, bez. ausgezogen

sind. Mit B und b sind die an die Sehsphären sich anschliessenden Hörsphären bezeichnet.

Erinnern Sie sich nun, dass beim Hunde die Stelle des
deutlichsten Sehens an der äusseren Hälfte der Retina gelegen

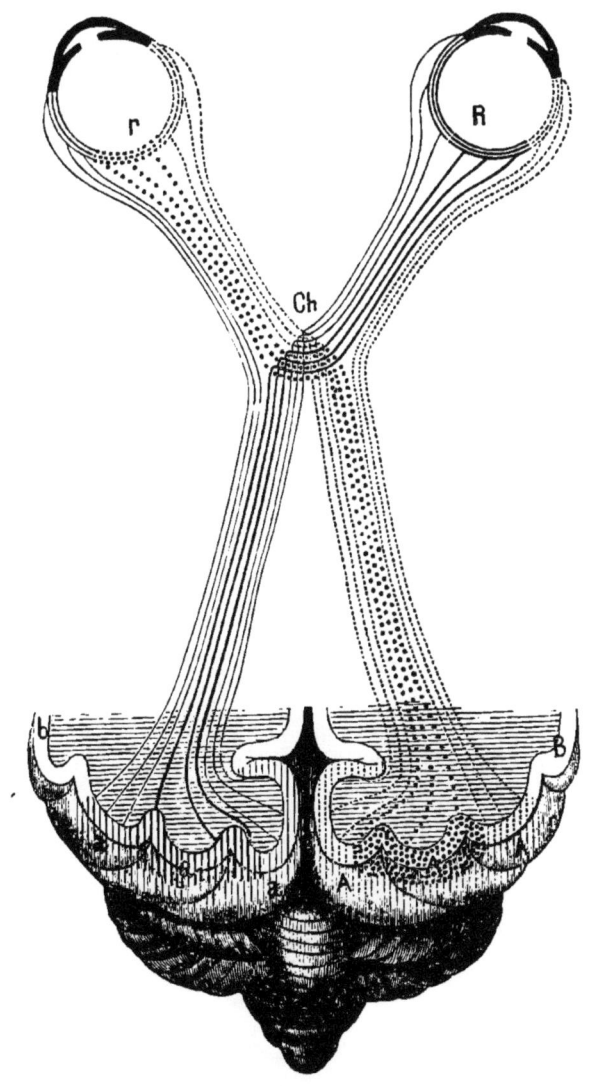

Fig. 5.

ist und nach den Bestimmungen der Hrn. Grossmann und Mayerhausen[48] der Winkel zwischen der Gesichtslinie und der Hornhautaxe nahe 30° beträgt, so gehört, wie Sie sehen, die Stelle A_1 der Sehsphäre demjenigen Theile der Retina zu,

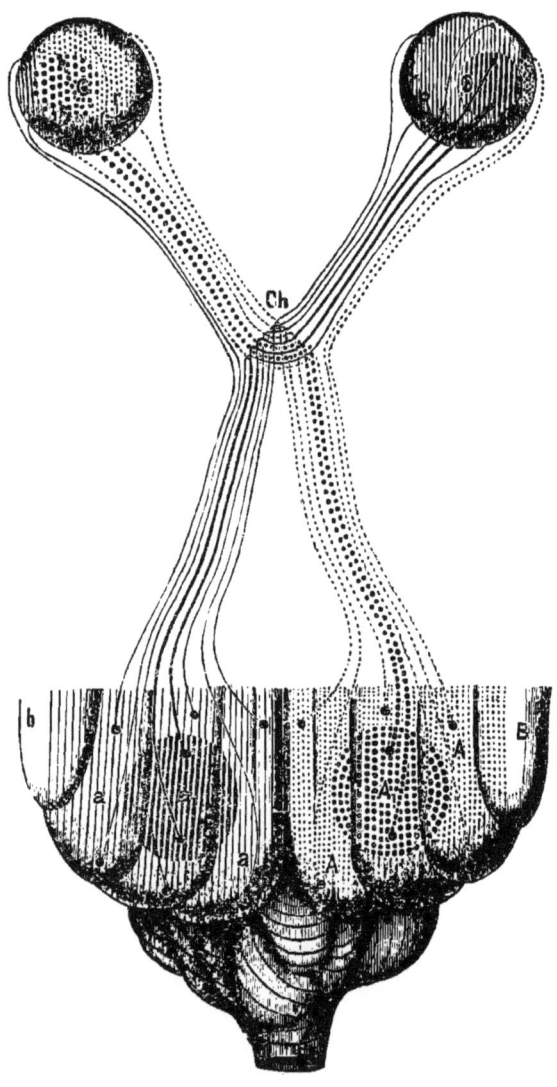

.Fig. 6.

welcher die Stelle des deutlichsten Sehens enthält. Mit dieser Erkenntniss ist die thatsächliche Unterlage gewonnen für die im März v. J. von mir versuchte Lösung des Räthsels, dass trotz der grossen Ausdehnung der Sehsphäre die Erinnerungsbilder der Gesichtswahrnehmungen so gesammelt in der Stelle A_1 sich finden. Nachdem ich für die Localzeichen der Gesichtsempfindungen den Nachweis des anatomischen Substrates geliefert hatte, meinte ich damals[49], das Räthsel fände „einfach dadurch seine Lösung, dass die Stelle A_1 der Sehsphäre coordinirt ist der Stelle des deutlichsten Sehens der Retina, welche beim Hunde an der äusseren Hälfte der Retina gelegen ist. Immer diese selbe Stelle der Retina wird für deutliches Sehen in Anspruch genommen; darum wird die deutliche Wahrnehmung der Objecte immer der zugehörigen Stelle A_1 der Sehsphäre zufallen, und darum werden hier — wie ich ohne Ahnung des Zusammenhanges bereits in meiner ersten Mittheilung[50] es aussprach — die Erinnerungsbilder der Gesichtswahrnehmungen in der Reihenfolge etwa, wie die Wahrnehmungen dem Bewusstsein zuströmen, gewissermassen von einem centralen Punkte aus in immer grösserem Umkreise deponirt werden". Nichts, scheint mir, kann besser darthun, wie berechtigt das experimentelle Vorgehen auf Grund der einfachsten Annahmen auch auf dem Gebiete der Grosshirnphysiologie ist, als die Entwickelung, welche jener erste Versuch über die Seelenblindheit so weit genommen hat.

Werfen wir schliesslich noch einen Blick auf die Sehnervenfasern, welche die correspondirenden Netzhaut- und Sehsphärenpunkte, die zusammengehörigen lichtempfindlichen Netzhautelemente und wahrnehmenden Rindenelemente verbinden.

Mit der beiderseitigen Hemiopie des Affen nach der einseitigen Sehsphärenexstirpation und mit den Ihnen heute vorgelegten Ergebnissen am Hunde ist der Streit über die vollständige oder unvollständige Kreuzung der Sehnerven im Chiasma der höheren Säugethiere durch den Versuch zu Gunsten derer entschieden[51], welche, wie besonders Hr. v. Gudden[41], auf Grund der anatomischen Untersuchung des Chiasma und der Nervi und Tractus optici jedem Sehnerven ein gekreuztes und ein ungekreuztes Faserbündel zugeschrieben haben, von welchen

das erstere Bündel vom Menschen zum Kaninchen hin immer
grösser, das letztere Bündel entsprechend immer kleiner wird.
Unsere Versuche lehren dann weiter, dass das ungekreuzte
Bündel des Sehnerven die von der äussersten lateralen Netz-
hautpartie zur äussersten lateralen Sehsphärenpartie ziehenden
Fasern enthält.[52] Aber unsere Versuche lehren ferner noch,
dass im Verlaufe des gekreuzten Bündels des Sehnerven eine
Verschiebung oder Umsetzung aller Fasern desselben der Reihe
nach zustandekommt, derart dass die Fasern gerade so, wie sie
anfangs von rechts nach links auf einander folgen, später von
links nach rechts an einander gereiht sind. Ich sage: eine
Verschiebung oder Umsetzung der Fasern; denn eine Drehung
oder ein Umschlag des Bündels im ganzen ist dadurch ausgeschlossen, dass für solchen Fall die anfangs unteren Fasern
später zu den oberen und umgekehrt die anfangs oberen Fasern
später zu den unteren werden müssten, wogegen die gefundenen
Beziehungen der oberen Netzhauthälften zu den vorderen Sehsphärenhälften und der unteren Netzhauthälften zu den hinteren
Sehsphärenhälften entschieden sprechen. Wo im Verlaufe des
Bündels die Umsetzung seiner Fasern statthat, das lassen unsere
Versuche freilich ganz unbestimmt, indess ist es doch am wahr-
scheinlichsten, dass dieselbe zugleich mit der Kreuzung der
ganzen Bündel im Chiasma vor sich geht. Demgemäss habe
ich in Fig. 5 die Kreuzung und die Umsetzung der Fasern im
Chiasma für eine Horizontalschicht der Fasern dargestellt. Ich
habe dabei wieder die einfachsten Annahmen gemacht, dass in
allen Horizontalschichten des Chiasma, von der Zahl der Fasern
abgesehen, alles im wesentlichen gleich ist, dass von den Fasern
derselben Horizontalschicht nirgend mehr als zwei über einander
zu liegen kommen, und dass überhaupt die Verwickelung der
Fasern das unumgängliche Mass nicht überschreitet. Diese Annahmen brauchen in der Natur sich nicht erfüllt zu finden, und
leicht lassen sich auch verwickeltere Anordnungen herstellen.
Aber alle Anordnungen kommen in einem Punkte überein, und
diesen hervorzuheben, darum ist es mir zu thun: damit das
Postulat unserer Versuche erfüllt werde, dass die Reihenfolge
der Fasern des gekreuzten Bündels von rechts nach links in die
entgegengesetzte umgewandelt wird, muss eine so eigenthümliche

mattenartige Verflechtung der Fasern der beiden gekreuzten
Bündel zustandekommen, wie sie Fig. 5 zeigt und noch besser
ein danach aus farbigen dicken Wollenfäden hergerichtetes
Schema, an welchem die jederseitige Verflechtung der Fasern
deutlicher hervortritt.

Für den Affen habe ich infolge der Seltenheit des Materials
die Untersuchung der Sehsphäre mittels partieller Exstirpationen
noch nicht durchzuführen vermocht, und ich kann vorerst nur
sagen, dass mit den Abweichungen, welche nach den verschiedenen Erfolgen der totalen einseitigen Exstirpation sich von
selbst verstehen, beim Affen alles analog sich zu verhalten
scheint wie beim Hunde. Hoffentlich bin ich bald in der Lage,
Ihnen auch über den Affen genauere Auskunft zu geben.[53]

Anmerkungen.

[40] Man findet Zusammenstellungen der Litteratur: Arch. de physiologie norm. et pathol., 2. sér. T. 5. 1878. p. 658 (Nicati). — V. Bel-
louard. De l'hémianopsie. Paris 1880. p. 147.

[41] Gräfe's Archiv für Ophthalmologie, Bd. 20. Abth. 2. 1874.
S. 249; Bd. 21. Abth. 3. 1875. S. 199; Bd. 25. Abth. 1. 1879. S. 1.

[42] S. o. S. 39—40.

[43] S. o. S. 33.

[44] Comptes rendus de l'Acad. d. sc., T. 86. p. 1472 (séance du
10 juin 1878). Diese kurze Mittheilung lag mir zur Zeit meines Vor-
trages vor. In der bald danach eingegangenen Abhandlung (Arch. de
physiologie norm. et path., 2. sér. T. 5. 1878. p. 674) ist angeführt,
dass die Kätzchen die Hindernisse auf ihrem Wege umgingen, auf dem
Stuhlsitze die Ränder vermieden, der Flamme oder dem hellen Tuche oder
auch dem Experimentator mit dem Kopfe folgten, die finstere Zimmerecke
aufsuchten, die Pfoten gut auf den Feuerbock des Kamins oder den Rand
eines 30 cm. hohen Brettes legten.

[45] Sui centri psico-sensori corticali. Reggio-Emilia 1879. (Estr.
dalla Rivista sperimentale di freniatria e medicina legale, 1879.) Ist
durch die Güte von Hrn. Luciani am 12. März 1879 mir zugegangen.

[46] Pflüger's Archiv, Bd. 20. 1879. S. 43—44. (Das betr. Heft
ist am 10. Juni 1879 ausgegeben.)

[47] Vgl. Pflüger's Archiv, Bd. 13. 1876. S. 25.

[48] Gräfe's Archiv für Ophthalmologie, Bd. 23. Abth. 3. 1877.
S. 217.

[49] S. o. S. 34.

[50] S. o. S. 12—13.

[51] Mit diesen Worten, meint v. Gudden (Gräfe's Arch. f. Ophthalm.

Bd. 25. Abth. 4. 1879. S. 245), sei ich „offenbar über das Ziel hinausgegangen". Das ist allerdings von einem Gesichtspunkte aus, den man den anatomischen nennen kann, ganz richtig. Da die Versuche, wie ich auch sogleich weiter im Texte hinsichts der „Umsetzung" der Fasern des gekreuzten Bündels es ausführe, über den Ort, wo die von jeder Retina zur gegenseitigen Sehsphäre ziehenden Fasern auf die andere Körperhälfte übertreten, nichts direct erschliessen lassen, so konnten sie die Ergebnisse der anatomischen Untersuchung der Faserkreuzung im Chiasma nur sichern oder, wenn man dies lieber will, bestätigen. Dagegen ist von einem anderen Gesichtspunkte, dem physiologischen, aus v. Gudden nicht im Rechte. Was der anatomischen Untersuchung des Chiasma von jeher Interesse und Bedeutung gab, war, dass sie die nächste Handhabe bot für die Beantwortung der Frage, ob bei den Thieren mit gemeinschaftlichem Gesichtsfelde jedes Auge mit einer oder mit beiden Hirnhälften, d. h. natürlich mit einem oder mit beiden dem Sehen dienenden Centraltheilen in Verbindung steht. Zugegeben nun, dass die partielle Kreuzung der Sehnervenfasern im Chiasma der höheren Säugethiere „mit voller Sicherheit nachgewiesen" war, so war doch der Verlauf der Fasern im Gehirne bis zu den dem Sehen dienenden Centraltheilen hin noch unbekannt, und daher war auch die Verbindung jeder Retina mit beiden Centraltheilen noch nicht gesichert. Hat ja in der That neuerdings Charcot (Leçons sur la localisation dans les maladies du cerveau. Paris 1876. p. 121—27), gerade unter Zugrundelegung der partiellen Faserkreuzung im Chiasma, die Verbindung jeder Retina bloss mit der gegenseitigen Grosshirnhälfte auf Grund pathologischer Erfahrungen behauptet und die Hypothese aufgestellt, dass die im Chiasma nicht gekreuzten Sehnervenfasern weiterhin jenseits der Corpora geniculata, etwa in den Vierhügeln, einer vollständigen Kreuzung unterliegen; und haben ja Viele, unter ihnen Ferrier (Functions of the brain. London 1876. p. 168; Uebersetzung von Obersteiner. Braunschweig 1879. S. 183), dem Beifall gezollt. Demgemäss ist die beiderseitige Hemiopie des Affen als Folge der Exstirpation der Rinde eines Hinterhauptslappens der erste wirkliche Beweis für die Verbindung jeder Retina mit beiden Hemisphären oder genauer mit beiden dem Sehen dienenden Centraltheilen gewesen. Und demgemäss haben weiter erst die hier vorgelegten Ergebnisse entschieden, dass die Verbindung der Retinae mit den Centraltheilen, was den Faseraustausch der beiden Seiten betrifft, ihren richtigen und vollen Ausdruck findet in der partiellen Faserkreuzung, welche die Anatomie des Chiasma lehrt. Von meinem physiologischen Standpunkte aus muss ich also den der Kritik unterzogenen Satz des Textes aufrechterhalten und nur bitten, statt „im Chiasma der höheren Säugethiere" „bei den höheren Säugethieren" lesen zu wollen. Dadurch tritt klarer hervor, was ich habe sagen wollen, und vollends wird diese Auseinandersetzung keinen Zweifel darüber bestehen lassen.

[52] Nach anatomischen Untersuchungen von v. Gudden und von Bumm verläuft das nicht gekreuzte Bündel beim Menschen, Hunde und

Wiesel medial, beim Kaninchen lateral im Sehnerven zur Netzhaut, und strahlt eben dieses Bündel beim Kaninchen bloss in das laterale (temporale) Bündel der Retina aus. (Gräfe's Archiv für Ophthalm. Bd. 25. Abth. 1. 1879. S. 15 ff.; Abth. 4. 1879. S. 238—39. — Archiv für Psychiatrie, Bd. 11. 1880. S. 263.)

[53] Es ist zur Zeit richtig aufgefasst worden, dass diese meine fünfte Mittheilung zugleich meine Antwort war auf die kurz vorher (am 10. Juni) erschienene dritte Mittheilung von Goltz „über die Verrichtungen des Grosshirns" (Pflüger's Archiv, Bd. 20. 1879. S. 1). Zur Sache liessen einerseits die von Goltz hinsichts der Localisation gemachten Zugeständnisse, andererseits der neue Erwerb, von welchem ich berichten konnte, deutlich und eindringlich genug erkennen, auf wessen — Goltz' oder meiner — Seite die Fragen richtig behandelt und naturgemässe Anschauungen der Dinge gewonnen waren. In den hässlichen Brei aber, welchen Goltz durch das kritiklose Zusammenrühren von Ferrier's, Luciani's, meinen u. a. Ergebnissen und dazu noch, was mich betrifft, durch ganz unrichtige Angaben sich zurechtgemacht hatte, um behaglich nach seiner Art darin zu wühlen, in diesen Brei hineinzugreifen hätten bloss persönliche Interessen gebieten können; und diese zu schützen, durfte ich einfach der objectiven Beurtheilung der Veröffentlichungen, welche von Goltz und von mir vorliegen, überlassen. — Vgl. noch die späteren Mittheilungen von Goltz: Tageblatt der 52. Versammlung deutscher Naturforscher und Aerzte zu Baden-Baden, 1879. No. 6. S. 64; Archiv für Psychiatrie, Bd. 11. Heft 1. 1880. S. 263.

Sechste Mittheilung.

(Gelesen in der Gesammtsitzung der Königl. Academie der Wissenschaften zu Berlin am 3. Juni 1880.)*

Seitdem der Versuch über die Seelenblindheit ein tieferes Verständniss der Functionen der Grosshirnrinde angebahnt hatte, war als ein besonders zu erstrebendes Ziel klar vorgezeichnet ein Versuch, der naturgemäss die feste Grundlage aller anderen Erfahrungen auf dem Gebiete abzugeben hatte, die totale Exstirpation der beiden Sehsphären. Doch nur schrittweise und ganz allmählich, wie meine Mittheilungen zeigen, habe ich mich dem Ziele zu nähern vermocht. Jetzt endlich bin ich im Stande, von der Ausführung des Versuches am Hunde zu berichten.

Den enormen operativen Eingriff auf einmal vorzunehmen, wäre ein gar zu kühnes Wagniss gewesen, dessen Gelingen zudem keinen absehbaren Vortheil geboten hätte. Ich habe immer zuerst bloss die eine Sehsphäre total exstirpirt und dann 1 bis 2 Monate später, wenn die Wunde schon lange vernarbt war, die gleiche Operation auf der anderen Seite folgen lassen. Auch so noch bietet der Versuch der Misslichkeiten genug.

Die technischen Schwierigkeiten zwar lassen sich durch Ausdauer überwinden. Der Hund, der die letzten Tage kein Wasser erhalten hat, wird durch Morphium und Aether[54] tief narkotisirt. Mit Trepan und Knochenzange entfernt man das Schädeldach in der ganzen Ausdehnung, in welcher die zu exstirpirende Sehsphäre an der Convexität der Grosshirnhemisphäre gelegen ist ($A A_1 A$ Fig. 1 u. 2 der zugehörigen Tafel); doch geht man

---

* Monatsberichte der Berliner Academie der Wissenschaften, 1880. S. 485.

bloss dicht an die Mittellinie heran, ohne dieselbe zu erreichen, so dass nach der zweiten Operation noch ein ganz schmaler Knochenstreif die Falx mit dem Sinus longitudinalis trägt. Bei jüngeren Hunden bluten die Knochenvenen stark und· müssen durch Andrücken von kleinen Feuerschwammstücken verschlossen werden; bei alten Hunden ist die Blutung selten von Belang. Nachdem dann die Dura gespalten und in Stücken zurückgeschlagen, wird durch Einschieben eines dünnen und breiten Scalpellstieles die mediale Fläche der Hemisphäre zugänglich gemacht, der Sulcus calloso-marginalis, soweit er die Sehsphäre begrenzt (*A* Fig. 3), 2—3 mm. tief eingeschnitten, vom vorderen Ende dieses Schnittes aus und senkrecht zu ihm ein zweiter, ebenso tiefer Schnitt nach oben zur Convexität geführt und von der Convexität aus in der Richtung von vorn nach hinten die ganze mediale Partie der Sehsphäre scheibenförmig abgetragen. In gleicher Weise wird danach das hintere Ende der Hemisphäre, soweit es der Sehsphäre zugehört (*A* Fig. 4), umschnitten und von der Mitte nach der Seite hin abgeschnitten. Schliesslich trägt man mit flachen Messerzügen in derselben Richtung die Rindenpartie der Convexität ab, nachdem man sie noch vorn und unten durch Einschnitte von der Umgebung isolirt hat. Die anscheinend gefährliche Blutung aus den Hirngefässen kommt immer bald zum Stehen, und die Wunde kann nunmehr durch Nähte geschlossen werden. Es bedarf bei diesem Verfahren nur einer gewissen Uebung, um die Totalexstirpation der Sehsphäre ebenso sicher auszuführen, wie vergleichsweise den Bell'schen Versuch oder die Magendie'sche Trigeminus-Durchschneidung.

Aber was sich nicht beherrschen lässt, das sind die Nachblutungen und die Entzündung. Durch die ersteren, welche meist aus den Hirngefässen stammen, geht ein Theil der Versuchsthiere in den ersten Tagen nach der Operation zu Grunde. Ein anderer Theil der Thiere erliegt in der zweiten Woche, nachdem bei scheinbar .gutem Befinden plötzlich Krämpfe und bald darauf Coma eingetreten sind; die Section ergiebt, dass die Entzündung von einer beschränkten Stelle. der Hirnwunde aus sich in die Tiefe verbreitet und durch eine rothe Erweichung zum Durchbruch in den Ventrikel geführt hat. Endlich ent-

stehen noch weitere Verluste in der ersten Woche, indem eine
Encephalomeningitis die Nachbarschaft der Hirnwunde befällt;
sterben hier die Thiere auch nicht, so ist doch der Zweck ganz
verfehlt, da die Rindenläsion eine unbeabsichtigte Ausdehnung
gewonnen hat. Grosse Sauberkeit in der Ausführung der Operation und die mit der Uebung wachsende Geschicklichkeit min-
dern alle diese Verluste, insbesondere die letztgenannten, doch
verhüten lassen sich dieselben nicht; und noch bei der letzten
Serie von 30 Hunden haben mir nicht weniger als 19 mal Blutung oder Entzündung meist nach der ersten, seltener nach der
zweiten Operation den Versuch vereitelt.

Wo die unglücklichen Zufälle ausbleiben, überraschen die
geringfügige Reaction und die schnelle Heilung, welche den so
grossen und so groben Verletzungen folgen. Jedesmal etwa
24 Stunden nach der Operation, kaum dass er sich von der
Narkose erholt hat, ist der Hund bei mässigem Fieber schon
recht munter, 12—24 Stunden später frisst er mit gutem
Appetite, nach weiteren 24—36 Stunden ist er ganz fieberfrei
und wohlauf. Die Wunde verheilt rasch, in der Regel bei
mässiger Eiterung, und nach 2—3 Wochen ist sie vernarbt.
Macht man derzeit oder später die Section, so findet man an
der Operationsstelle die weichen Bedeckungen alle zu einer
festen derben Masse verwachsen und auch verwachsen mit dem
Gehirne, das in der ganzen Ausdehnung der Exstirpationsfläche
eine gelb erweichte Grenzschicht von etwa 1 mm. Dicke und
darunter die normale Beschaffenheit zeigt; trotz den Wunden zu
seinen Seiten ist der Sinus longitudinalis unversehrt und durch-
gängig geblieben.

Die gelungenen Versuche lohnen nun reich alle für ihren
Erwerb aufgewandte Mühe. Denn von Stund' an, da die zweite
Sehsphäre entfernt wurde, ist und bleibt der Hund auf beiden
Augen vollkommen blind, hat er den Gesichtssinn ganz und für
immer verloren, während er in allen übrigen Stücken nicht im
mindesten vom unversehrten Hunde sich unterscheidet. Normal
laufen alle vegetativen Functionen ab; normal sind Hören,
Riechen, Schmecken, Fühlen; normal kommen alle Bewegungen
zur Ausführung, die sogenannten willkürlichen ebenso wie die
unwillkürlichen, wofern sie nur nicht gerade vom Sehen ab-

hängig sind; normal functioniren die Augen, verengen und erweitern sich die Pupillen; normal ist auch die Intelligenz, soweit sie nicht den Gesichtssinn zur Grundlage hat: kurz, nichts ist abnorm, als das totale Fehlen des Gesichtssinnes.

In den ersten Wochen regen nur Hunger und Durst den Hund zu längerem Gehen an; sonst rührt er sich freiwillig nicht von der Stelle, und auch Lockung und Prügel setzen ihn bloss für kurze Zeit in Bewegung. Immer geht er sehr langsam und zögernd, indem er, den Kopf weit vorgestreckt, mit der Schnauze den Boden abfühlt und die Vorderbeine gleichsam vorsichtig tastend vorschiebt. An alle Hindernisse auf seinem Wege stösst er an. Häufig dreht er sich rechtsum und linksum im Bogen, ohne von der Stelle zu kommen; hat er auf den Zuruf die richtige Richtung eingeschlagen, so verliert er dieselbe bald; selbst in dem ihm vorher bestbekannten Raume fehlt ihm jede Orientirung. Zum Laufen, wie zum Springen ist er nie zu bewegen. Vor jeder Terrainschwierigkeit macht er halt oder kehrt er um. Nur gezwungen passirt er die Treppe, indem er Stufe für Stufe mit der Schnauze nachfühlt; hat er nicht die erste Stufe mit der Schnauze abgereicht, so lässt er sich eher jede Misshandlung gefallen, als dass er ein Bein setzt. Von der Mitte des Tisches aus vermeidet er, mit der Schnauze den Rand abtastend, sehr geschickt die Gefahr; war er aber von vornherein so auf den Tisch gesetzt, dass ein laterales Fusspaar nahe dem Rande sich befand, so fällt er regelmässig herunter, sobald er sich in Gang setzt. Nur durch Riechen und Fühlen findet er seine Nahrungsmittel. Er sieht nichts, das man vor seinen Augen hält oder bewegt, wo auch das Bild auf den Retinae entsteht; und er blinzelt demgemäss auch nur auf Berührung. Ob man das helle Zimmer plötzlich verfinstert oder das finstere Zimmer plötzlich erhellt, ob man das grellste Licht, natürlich unter Vermeidung der Erwärmung, plötzlich in seine Augen wirft und diese oder jene Partie seiner Retinae plötzlich mit Licht überfluthet, keine andere Fiber seines Körpers zuckt, als die Irismusculatur, die in normaler Weise reagirt. Und nichts von alledem ändert sich an unserem Hunde, so lange er lebt und gesund bleibt, ausser dass, wie es von blinden Thieren altbekannt, die restirenden Sinne sich verfeinern und, soweit es

angeht, eintreten für den verlorenen Gesichtssinn. Mit der Zeit
stösst der Hund immer weniger heftig an die Hindernisse auf
seinem Wege an, und schliesslich weicht er ihnen meist sogar
gut aus, nachdem er sie bloss mit den Tasthaaren oder mit
den weit nach vorn gestellten Ohrmuscheln berührt hat. Dann
orientirt er sich auch mehr und mehr in den für ihn bestimmten
Räumen, sein Gang wird weniger vorsichtig und langsam, er
trägt den Kopf höher, er umgeht die ständigen Hindernisse
ganz, er hält auf den Zuruf die richtige Richtung immer besser
ein, er bewegt sich immer häufiger und andauernder von freien
Stücken. Wer in diesen Räumen den Hund nach Monaten ober-
flächlich betrachtet, kommt nicht auf die Vermuthung, dass er
ein ganz blindes Thier vor sich hat; aber nichts weiter ist
nöthig, als den Hund auf ein ihm unbekanntes und einigermassen schwieriges Terrain zu versetzen, damit das alte, erst-
gezeichnete Bild sogleich in allen wesentlichen Zügen wiederkehrt. Alle besonderen Prüfungen des Gesichtssinnes liefern
vom ersten bis zum letzten Tage unverändert dasselbe Ergebniss.

Die so werthvollen Thiere für eine lange Beobachtung gesund und in guter Verfassung zu erhalten, ist übrigens eine
weitere Schwierigkeit unseres Versuches, da, wie ich schon einmal bei einer früheren Gelegenheit zu bemerken hatte, die verstümmelten Grosshirnhemisphären übermässig empfindlich sind.
Schrecken und Angst, wie sie die Prüfungen manchmal mit
sich bringen, Lungen- oder Darmerkrankungen, welche für den
unversehrten Hund ohne weitere Bedeutung sind, schon einfache
Indigestionen, wie sie im Verlaufe eines langen Zeitraumes gar
nicht sich verhüten lassen, alles das führt hier leicht zu Gehirn-
affectionen, Blutungen oder Entzündungen, auch wenn die letzte
Wunde schon seit Monaten vernarbt ist. Die Blutungen haben
regelmässig in den nächsten Tagen den Tod der Thiere zur
Folge, die Entzündungen bloss hin und wieder, wenn sie in die
Tiefe gehen oder eine sehr grosse Ausdehnung gewinnen. Meist
breitet sich die von der Operationsstelle ausgegangene Encephalomeningitis nur mehr oder weniger weit über die Nachbarschaft dieser Stelle aus; und dann treten zu der Blindheit, entsprechend der Intensität und dem Umfange des pathologischen

Processes, theils für eine Weile, theils für die Dauer Functions-
störungen im Bereiche der Fühlsphäre, und zwar ihrer Augen-
und Extremitäten-Regionen, hinzu, wie auch Hörstörungen,
welche freilich als einseitige nicht mit voller Sicherheit zu constatiren sind. Der sorgfältigen Pflege meines Wärters Bartel
habe ich es zu verdanken, dass meine Hunde trotz allen Gefahren meist 2—3 Monate, einzelne sogar über 4 Monate nach
der zweiten Operation gesund geblieben sind[55]. Da in so langer
Zeit nicht die mindeste Veränderung hinsichts des Gesichtssinnes sich darbot, unterliegt es keinem Zweifel, dass die Blindheit unseres Versuches eine andauernde ist.

Natürlich schliesst selbst grosse Uebung es nicht aus, dass
hin und wieder einmal die beabsichtigte Totalexstirpation der
beiden Sehsphären doch nicht ganz zur Ausführung gelangt,
indem ein kleines Stück der einen oder der anderen Sehsphäre
dem Messer entgeht. Mir ist es im ganzen selten und immer
nur in der Weise vorgekommen, dass der erhaltene Rest das
mediale Ende der Sehsphäre war, also am Sulcus calloso-marginalis sich befand, wo die richtige Messerführung am schwierigsten ist. Aber die so missglückten Fälle sind durchaus nicht
zu den verlorenen zu zählen; denn mit den abweichenden Erscheinungen, welche sie darbieten, sichern sie gerade sehr schön
das sonstige Ergebniss. Nehmen wir an, die stehengebliebene
kleine Partie gehöre der linken Sehsphäre an. Der Hund bewegt sich von vorneherein sichtlich freier; er trägt den Kopf
höher und setzt die Vorderbeine weniger vorsichtig; er bevorzugt auffällig die Rechtsdrehung und führt nur auf besonderen
Anlass eine Linksdrehung aus, die dann übrigens ebenso gut
wie ´die Rechtsdrehung sich vollzieht; er stösst rechts viel
seltener an Hindernisse an als links. Schon in der zweiten Woche
geht er viel von freien Stücken, freilich langsam, und er umgeht dabei sehr gut alle Hindernisse auf seinem Wege; nur
wenn er sich linksum dreht, stösst er ferner noch und bloss
mit der linken Seite des Kopfes an. Auf den Zuruf oder wenn
sonst ein auffälliges Geräusch in der Höhe entsteht, wendet er
eigenartig den Kopf, indem er ihn in den Nacken wirft und
zugleich so um die Längsaxe dreht, dass die mediale Partie der
rechten Retina der Schallquelle zugekehrt wird. Bald passirt

er auch ohne Zwang die Treppe, indem er nur Kopf und Vorderbeine vorsichtig vorstreckt; und wenn man ihn an den Rand
des Tisches drängt, klammert er sich zwar lange krampfhaft
an, springt aber endlich ungeschickt herunter. Bringt man
irgend einen Gegenstand, den Finger, den Stock u. dgl., vor die
Augen und bewegt ihn in den verschiedensten Richtungen, so
bleibt der Hund ganz theilnahmlos, bis das Bild auf die äusserste
mediale Partie seiner rechten Retina fällt; nur dann, aber dann
auch jedesmal wird er plötzlich aufmerksam, hebt den Kopf
und sperrt die Augen auf, und er folgt auch einen Moment der
Bewegung des Objectes mit Drehung der Augen und des Kopfes.
Verbinden des linken Auges ändert an alledem nichts; ist dagegen das rechte Auge verbunden, so verhält sich unser Hund
gerade so, wie der zuerst geschilderte ganz blinde Hund. In
einem besonders bemerkenswerthen Falle stellten sich für die
grobe Beobachtung durch Monate hindurch bloss zwei Abweichungen heraus: der Hund drehte sich von vornherein mit
Vorliebe rechtsum und vollführte weiterhin auf Geräusche in der
Höhe die eigenartige Wendung des Kopfes, welche ich vorhin
beschrieb. Die genaue Prüfung lehrte, dass nur, wenn ein
grelles Licht plötzlich auf dem obersten Abschnitte der äussersten
medialen Partie der rechten Retina sein Bild entwarf, der Hund
aufmerksam wurde, übrigens der Bewegung des Lichtes weder
mit den Augen noch mit dem Kopfe weiter folgte; weniger helle
Objecte, ebenso vorgehalten und bewegt, liessen den Hund
durchaus theilnahmlos. Was hier vom Gesichtssinne übrig geblieben, war offenbar ein Minimum. Und in unerwarteter Deut-
lichkeit zeigte die Section, dass vom vorderen medialen Ende
der linken Sehsphäre ein ganz kleines Stück erhalten war; die
Exstirpationsstelle reichte am Sulcus calloso-marginalis linkerseits etwas weniger weit nach vorn, als rechterseits.

So ist denn also, was ich früher aus den Folgen kleinerer
Exstirpationen der Grosshirnrinde erschlossen hatte, nunmehr
auch durch den entscheidenden Versuch unmittelbar und end-
gültig festgestellt: dass die Rindenabschnitte $A A_1 A$ (Fig 1—4)
der Grosshirnhemisphären und von allen nervösen Centraltheilen
einzig und allein diese Rindenabschnitte, welche ich die Sehsphären genannt habe, es sind, die mit der Function des Sehens

betraut sind. So sicher, können wir sagen, wie die durchsichtigen Theile der Augen Bilder von den äusseren Objecten auf den Retinae entstehen lassen und dadurch die specifischen Endelemente (Zapfen-Stäbchen), mit welchen die Opticusfasern in den Retinae ausgestattet sind, und so mittelbar die Opticusfasern selbst erregt werden, so sicher enden auf der anderen Seite diejenigen Opticusfasern, deren Erregung das Sehen zur Folge hat, in den Sehsphären $A A_1 A$, und liegen ebendort und dort allein die centralen Elemente, welche Licht empfinden, in welchen die Gesichtswahrnehmung statthat. Sind die Sehsphären entfernt oder für die Dauer functionsunfähig geworden, so werden zwar durch die Lichtwellen des Aethers die Opticusfasern nach wie vor von ihren Endelementen aus in Erregung gesetzt, und diese Erregung führt auch noch reflectorisch von anderen, unterhalb der Grosshirnrinde gelegenen Centraltheilen aus Irisbewegungen herbei, aber Licht wird nicht mehr empfunden, Gesichtswahrnehmungen kommen nicht mehr zustande, volle Rindenblindheit auf beiden Augen besteht für alle Folge.

Und noch mehr wissen wir bereits [56]: Die mit den Opticusfasern verbundenen centralen Rindenelemente, in welchen die Gesichtswahrnehmung statthat, sind regelmässig und continuirlich angeordnet wie die specifischen Endelemente der Opticusfasern in den Retinae, derart dass benachbarten Rindenelementen immer benachbarte Retinaelemente entsprechen. Nur ist nicht die einzelne Retina zur einzelnen Sehsphäre in Beziehung gesetzt. Vielmehr ist jede Retina mit ihrer äussersten lateralen Partie zugeordnet dem äussersten lateralen Stücke der gleichseitigen Sehsphäre. Der viel grössere übrige Theil jeder Retina aber gehört dem viel grösseren übrigen Theile der gegenseitigen Sehsphäre zu, und zwar so, dass man sich die Retina derart auf die Sehsphäre projicirt denken kann, dass der laterale Rand des Retinarestes dem lateralen Rande des Sehsphärenrestes, der innere Rand der Retina dem medialen Rande der Sehsphäre, der obere Rand der Retina dem vorderen Rande der Sehsphäre, endlich der untere Rand der Retina dem hinteren Rande der Sehsphäre entspricht. Wo die Verknüpfung der centralen Rindenelemente einer Sehsphäre mit den peripherischen Endelementen der gegenseitigen Retina ein Ende hat, tritt demgemäss, für

das laterale Stück dieser Sehsphäre, das laterale Stück der
gleichseitigen Retina an die Stelle des lateralen Stückes der
gegenseitigen Retina. Ist ein Theil der Sehsphären entfernt
oder für die Dauer functionsunfähig geworden, so ist damit
zwar hinsichts der mittelbaren Erregung der Opticusfasern durch
die Lichtwellen und hinsichts der reflectorischen Irisbewegungen
nichts verändert, aber von den specifischen Endelementen des
correspondirenden Theiles der Retinae aus kommt es nicht mehr
zur Lichtempfindung, zur Gesichtswahrnehmung; für den Theil
der Retinae, dessen Endelemente mit den centralen Rindenelementen des vernichteten Theiles der Sehsphären verknüpft
waren, besteht Rindenblindheit für alle Folge.

Diese genaueren Beziehungen der Sehsphären zu den Retinae
habe ich früher ermittelt, indem ich an verschiedenen Hunden
verschiedene Abschnitte einer Sehsphäre oder eine ganze Sehsphäre exstirpirte. Jetzt habe ich sie, um alle Controlen zu
erschöpfen, auch in der Weise festgestellt, dass ich nach der
Totalexstirpation der einen Sehsphäre, wenn die Wunde schon
lange vernarbt war, noch eine Partialexstirpation der zweiten
Sehsphäre, von verschiedener Lage und Ausdehnung an den
verschiedenen Hunden, ausführte. Man ist hier in vielen Fällen
der Mühe überhoben, für die Prüfungen das eine Auge zu verbinden; sonst gestalten sich die Prüfungen und die Beobachtungen
nicht anders, als ich sie nach dem ersteren Verfahren beschrieb.
Mir ist das letztere Verfahren zugleich eine sehr gute Vorübung
für die Totalexstirpation beider Sehsphären gewesen; und schon
deshalb allein ist es werthvoll, weil es zur vollen Rindenblindheit des einen Auges führt, wenn nach der Totalexstirpation
der gegenseitigen Sehsphäre das äusserste laterale Drittel von
der an der Convexität gelegenen Partie der gleichseitigen Sehsphäre abgetragen wird. Hunde, welchen eine Sehsphäre ganz
oder zum Theil exstirpirt war, ebenso Hunde, die auf einem
Auge rindenblind waren, haben sich 7—9 Monate lang für die
Beobachtung gesund erhalten lassen, und ich habe während
dieser Zeit die durch den Eingriff gesetzte Rindenblindheit nicht
im mindesten sich verändern sehen.

Ob Retinaabschnitte von gleicher Grösse auch gleich grossen
Sehsphärenabschnitten zugeordnet sind oder nicht, darüber war

unmittelbare Auskunft durch Versuche nicht zu gewinnen, weil
die Grösse der geschädigten Particen an der Retina sowohl wie
am Gehirne nur recht ungenau sich schätzen liess. Doch kann
ich folgendes mit voller Sicherheit hinstellen. Wie es mir
schon früher aufgefallen war[57], so hat es sich jetzt durch die
zahlreichen weiteren Beobachtungen nur bestätigt, dass die
äusserste laterale Retinapartie, welche der gleichseitigen Sehsphäre zugehört, an Hunden verschiedener Race verschieden gross
und dort grösser ist, wo die Divergenz der Augen geringer ist,
aber nie, auch in den günstigsten Fällen nicht, mehr als ein
Viertel der Retina, immer auf dem horizontalen Meridiane ge-
messen, ausmacht. Diese Retinapartie wird regelmässig rindenblind, wenn man von der an der Convexität gelegenen Partie
der Sehsphäre das äusserste laterale Drittel abträgt; es darf die
mediale Grenze der Exstirpationsfläche mehrere Mm. entfernt
bleiben von der Furche, welche den Gyrus supersylvius R. Owen
ungefähr hälftet. Hinwiederum wird regelmässig Rindenblindheit der ganzen medialen Hälfte der Retina herbeigeführt, wenn
man die mediale Partie der Sehsphäre soweit fortnimmt, dass
die laterale Grenze der Exstirpationsfläche auf wenige Mm. der
Furche nahekommt, welche den Gyrus medialis vom Gyrus
supersylvius trennt. Misst man nun auf einem durch die Mitte
der Sehsphäre — etwas hinter der Mitte der Partie A_1 Fig. 1
— gelegten Frontalschnitte die Länge der an Dicke überall
ungefähr gleichen Rindenschicht mit Berücksichtigung der Furchen
(von der Tiefe des Sulcus calloso-marginalis an), so ergiebt
sich, dass die Rindenstrecke für das mediale Viertel der lateralen
Hälfte der Retina einerseits ungefähr ebenso lang und höchstens
wenig kürzer ist, als die Rindenstrecke für die ganze mediale
Hälfte der Retina, andererseits um etwa die Hälfte länger ist,
als die Rindenstrecke für das äusserste laterale Viertel der Retina. Und wenn man alle möglichen Fehler noch so gross setzt,
so bleibt doch immer die Bevorzugung auffallend, welche hinsichts der zugehörigen Rindenstrecke das mediale Viertel der
lateralen Hälfte der Retina vor der übrigen Retina zeigt. Das
ist aber sehr bemerkenswerth, weil gerade dieses Retina-Viertel
die Stelle des directen Sehens des Hundes enthält[58], die Stelle,
auf welcher jedesmal das Bild des fixirten Objectes entsteht.

Man wird danach wohl nicht fehlgehen, wenn man im allgemeinen für die verschiedenen Abschnitte der Retina eine ungleichartige Projection auf die Sehsphäre annimmt. Jedenfalls aber ist es ausgemacht, dass die Stelle des directen Sehens der Retina besonders gut in der Hirnrinde repräsentirt ist, einen verhältnissmässig sehr grossen Theil der Sehsphäre für sich in Anspruch nimmt; denn an eine etwaige Compensation der grösseren Länge des betreffenden Sehsphärenabschnittes durch geringere Breite ist nach der ganzen Lage der Dinge und schon nach der Configuration der Sehsphäre selbstverständlich nicht zu denken.

Mit der umfassenden und allseitig gesicherten Einsicht, welche wir derart in die Sehsphären als den Ort der Gesichtswahrnehmung gewonnen haben, ist jedoch unsere Kenntniss der Sehsphären noch nicht abgeschlossen. Gerade der erste Versuch, mit welchem ich vor Jahren in das Gebiet eintrat, hat uns sogleich einen Einblick thun lassen in die höheren Functionen, welche den Sehsphären ferner noch zukommen. Völlig isolirt und weitab von allem bekannten, wie damals der Versuch über die Seelenblindheit dastand, hat er zuvörderst der Ausgangspunkt gewissermassen rückläufiger Untersuchungen werden müssen, welche den natürlichen und festen Boden für den Versuch zu schaffen hatten. Jetzt ist dieser Boden gewonnen, unmittelbar dem Vorbehandelten reiht sich nunmehr der Versuch an, und so kann der scheinbar lange vernachlässigte Gegenstand heute endlich die zureichende Behandlung finden.

Nach der ausführlichen Schilderung, welche ich früher gab [59], werde ich hier nur kurz an den Versuch zu erinnern brauchen. Ein Hund, dem die Grosshirnrinde der Stelle A_1 (Fig. 1 und 2) beiderseits exstirpirt ist, bietet, wenn nach einigen Tagen die entzündliche Reaction vorüber, eine eigenthümliche Störung im Gebiete des Gesichtssinnes dar. Er bewegt sich überall ganz frei und ungenirt, nie stösst er an, und selbst unter den schwierigsten Verhältnissen umgeht oder überwindet er jedes Hinderniss. Aber so gut er auch danach offenbar sieht, er kennt oder erkennt nichts, das er sieht, nicht die Fleischschüssel, nicht den Wassernapf, nicht den Genossen, nicht den Menschen, nicht die Peitsche, nicht das Feuer u. s. f.

Neugierig glotzt er um sich, und wie prüfend von allen Seiten
betrachtet er, was ihm in den Weg kommt, als wolle er es
kennen lernen. Erst nach und nach erkennt er die Objecte
wieder; von Untersuchung zu Untersuchung findet sich dieser
oder jener Zug des Bildes, das der Hund zunächst darbot, ver-
wischt, täglich sind mehr Absonderheiten fortgefallen. Zu allererst ist der Hund wieder mit der Fleischschüssel und dem
Wassergefässe vertraut, dann erkennt er auch den Menschen
und findet aus der Ferne den Wärter heraus, der ihn pflegt,
weiter erweisen sich Tisch, Schemel, Hund, Kaninchen ihm bekannt, noch später kennt er Stock, Peitsche, Finger, Feuer
wieder, u. s. w. Die Neugier und die Unruhe des Hundes
haben mittlerweile entsprechend abgenommen. Endlich, wenn
3—5 Wochen seit der Operation verflossen sind, erscheint der
Hund restituirt, die eigenthümliche Störung im Gebiete des Gesichtssinnes — die Seelenblindheit, wie ich sie nannte — ist
beseitigt.

Indem ich so den Versuch zuerst beschrieb, waren die Sehstörungen nur unvollkommen erkannt. Wir haben seitdem erfahren[60], dass die beiderseitige Exstirpation der Stelle A_1 andauernde partielle Rindenblindheit mit sich bringt, und zwar an
beiden Retinae für die Stelle des directen Sehens und deren
Umgebung. Diese Schädigung ist auch jedesmal an unserem
Hunde nachweisbar. Hat man dem von der Seelenblindheit
restituirten Hunde ein Auge verbunden, und nähert man, während
der Hund das andere Auge ruhig hält, diesem Auge von vorn
und etwas von der Nasenseite her Objecte, Fleisch oder Feuer,
so, dass ihr Bild ungefähr auf der Mitte der Retina oder besser
etwas nach aussen von der Mitte entsteht, so sieht der Hund
die Objecte nicht, er bleibt durchaus theilnahmlos; dagegen
schnappt er sofort nach dem Fleische oder zuckt vor dem Feuer
zurück, sobald man die Objecte etwas nach der einen oder der
anderen Seite verschiebt. Auch schon in den ersten Wochen,
wenn der Hund die Objecte noch gar nicht wieder kennt, gelingt die Prüfung, sobald nur die Unruhe des Hundes sich genügend gemässigt hat: nachdem man dem hungrigen Hunde
einige Fleischstücke gereicht hat, hält der Hund alles, was man
ihm nähert, für Fleisch und schnappt danach; und er schnappt

nur dann nicht zu, wenn das Bild des genäherten Objectes auf
der Mitte der Retina oder etwas nach aussen von der Mitte
sich erhält. Ganz im groben thut sich die Schädigung kund in
dem stieren und blöden Blick, welchen der Hund zeitlebens
nach der Operation behält. So eigenartig ist dieser Blick, der
nach keinem anderen Eingriffe als der beiderseitigen Exstirpation
der Stelle _A_, sich findet, dass er mir von vorneherein nicht
entging; aber ich verstand ihn anfangs nicht und mass ihm
keine Bedeutung bei. Worauf der Blick beruht, lehrt einfach
der Vergleich mit dem unversehrten Hunde. Ganz anders als
dieser bewegt unser Hund seine Augen, viel seltener und viel
unregelmässiger. So gespannt er auch offenbar das Fleischstück
vor seiner Nase betrachtet, die Augen sind abnorm divergent,
und die Divergenz nimmt nicht in normaler Weise ab, wenn das
Fleischstück der Nase genähert, nicht in normaler Weise zu,
wenn das Fleischstück von der Nase entfernt wird; ebensowenig
erfolgt die Seitenwendung der Augen normal, wenn man das
Fleischstück nach rechts oder nach links bewegt. Mit einem
Worte, unser Hund fixirt nicht mehr; er stellt die Augen nicht
mehr so ein, dass das betrachtete Object an den Stellen des
directen Sehens auf seinen Retinae sich abbildet.

Indess mit dieser Verbesserung unserer Einsicht ist doch
das Wesentliche an unserem Versuche nicht verändert. So sehr
tritt die particelle Rindenblindheit gegen die anderen Störungen
zurück, dass sie anfangs sogar ganz sich hat übersehen lassen,
und dass es erst langer und mühsamer Untersuchungen bedurft
hat, um sie aufzudecken. In die Augen springt, und das bleibt
der Kern des Versuches, dass der Hund die äusseren Objecte,
obwohl er sie sieht, nicht mehr wie früher kennt und erst nach
und nach wieder erkennt. Danach sind offenbar noch andere
und höhere Functionen der Grosshirnrinde, als die Gesichtswahrnehmung, von Störungen betroffen, danach hat unser Eingriff auch im Gebiete der Gesichtsvorstellungen eine Schädigung
herbeigeführt.

Die Gesichtsvorstellungen, aus Gesichtswahrnehmungen her-
vorgegangen, sind entweder Anschauungsbilder oder Erinnerungsbilder dieser Wahrnehmungen. Die Erregung der Opticusfasern,
welche dem Sehen dienen, braucht in ihren Folgen nicht auf

die Erregung der centralen Elemente, welche mit der Gesichtswahrnehmung betraut sind, sich zu beschränken, sondern kann
auch noch mittelbar durch diese Erregung andersgeartete centrale Elemente in Erregung versetzen und damit Gesichtsvorstellungen veranlassen. Die letzteren centralen Elemente, welche
Vorstellungselemente heissen mögen, sind aber vor den wahrnehmenden Elementen dadurch ausgezeichnet, dass, während
diese sehr rasch nach der Erregung wieder in dem vollen alten
Ruhezustande sich befinden, an den Vorstellungselementen infolge der Erregung wesentliche Veränderungen zurückbleiben,
welche nur äusserst langsam sich abgleichen. Wenn nun durch
die Erregung von Opticusfasern, unter Vermittelung der zugehörigen wahrnehmenden Elemente, gewisse Vorstellungselemente
zum ersten Male in Erregung gesetzt sind, so ist damit das
blosse Anschauungsbild der Gesichtswahrnehmung gegeben, und
die Gesichtswahrnehmung erscheint neu und unbekannt. Hört
die Erregung der Opticusfasern auf, so hat auch die Erregung
der centralen Elemente ein Ende, und das Anschauungsbild ist
fortgefallen; aber mit den bleibenden Veränderungen, welche die
Vorstellungselemente erfahren haben, ist latent (potentia) das
Erinnerungsbild der Gesichtswahrnehmung erhalten, und dieses
Bild entsteht (actu) fortan jedesmal, dass dieselben Vorstellungselemente, gleichviel aus welchem Anlasse, wieder in Erregung
gerathen. Wird diese Erregung nunmehr durch eine neue Erregung der Opticusfasern herbeigeführt, so ist zugleich mit dem
Erinnerungsbilde wieder das Anschauungsbild der Gesichtswahrnehmung da; und indem Anschauungs- und Erinnerungsbild zusammenfallen, erscheint jetzt die Gesichtswahrnehmung bekannt.
So nur und nicht anders lassen die Dinge, um die es sich hier
handelt, physiologisch sich erfassen; und die eigenthümliche
Störung, welche unser Hund im Gebiete des Gesichtssinnes zeigt,
lässt sich demgemäss dahin präcisiren, dass infolge der Verstümmelung nicht mehr, wie früher, zugleich Anschauungs- und
Erinnerungsbilder der Gesichtswahrnehmungen entstehen und
erst nach und nach für die verschiedenen Gesichtswahrnehmungen das Zusammenfallen von beiderlei Bildern sich wieder
einstellt.

Nichts liegt nun näher, als das Wesen der Störung in der

vorübergehenden Functionsunfähigkeit zu vermuthen von Rindentheilen, welche Gesichtsvorstellungen dienen, sei es von Vorstellungselementen selbst, sei es auch nur von Leitungen, welche
die wahrnehmenden Elemente mit den Vorstellungselementen
oder die Vorstellungselemente unter sich verbinden. Hat doch,
wer viel an der Grosshirnrinde experimentirt, häufig genug Gelegenheit zu sehen, wie Rindentheile ausser Function treten und
mit der Zeit ihre Function wieder aufnehmen. Nach jeder Exstirpation kommt es infolge des mechanischen Angriffs und der
reactiven Entzündung für die Umgebung der Exstirpationsstelle
zur Beobachtung, und noch schöner ist es zu verfolgen, wo
nach völliger Heilung der Wunde eine Entzündung von der
Operationsstelle aus sich verbreitet und darauf in umgekehrter
Richtung sich zurückbildet. Ja, unter diesen Umständen scheint
sogar gelegentlich unsere Störung selbst sich wieder zu finden,
wenn in der Umgebung der Stelle A_1 Exstirpationen vorgenommen sind; denn manchmal tritt dann Seelenblindheit auf
und verschwindet wieder in wenigen Tagen. Dass in unserem
Falle sehr viel langsamer die Restitution erfolgt, könnte man
bloss dem zuschreiben wollen, dass die mechanische Verletzung,
bez. die Entzündung bei der Exstirpation der Stelle A_1 aus un-
bekanntem Grunde besonders heftig ist.

Aber so nahe auch die Vermuthung liegt, sie erweist sich
als gründlich falsch. Ueberall wo eine Erkrankung von Rindensubstanz, gleichviel wodurch herbeigeführt, den Ausfall von
Rindenfunctionen mit sich bringt und mit der Heilung die
Functionen wiederkehren, wird, wann die Functionen wieder-
erscheinen, und wie, d. h. in welcher Reihenfolge und in welcher
Vollständigkeit sie sich wieder einstellen, einzig und allein
durch den Heilungsvorgang bestimmt, und der Experimentator
vermag nicht den mindesten Einfluss darauf zu gewinnen. So
entspricht es der Natur der Dinge, und so lässt es sich hundert-
fach constatiren; so zeigt es sich insbesondere auch jedesmal
da, wo nach einer Exstirpation in der Umgebung von A_1 die
Seelenblindheit auftritt und in wenigen Tagen wieder sich verliert. Ganz anderes stellt sich in unserem Falle heraus. Hat
man unserem Hunde am 2. oder 3. Tage nach der Operation
den Kopf in den Eimer gedrückt, bis das Wasser die Schnauze

berührte, und den Futternapf vor die Nase gebracht, dass er
das Fleisch roch und frass, so findet der Hund schon am 3.,
bez. 4. Tage Eimer und Wassernapf auf; thut man das gleiche
erst am 4. oder 5. Tage, so erkennt der Hund Eimer und
Futternapf erst am 5., bez. 6. Tage wieder. Hat man den
Hund noch in der 1. Woche die Treppe hinabgeschleift, vor
welcher er stutzte, so passirt er dieselbe fortan von freien
Stücken, das erste Mal etwas ängstlich, dann ohne Zögern; war
der Hund aber geflissentlich von der Treppe ferngehalten, so
macht sich alles ebenso erst in der 3. oder 4. Woche nach der
Operation. Fährt man im Verlaufe der 1. Woche mehrmals
mit dem Finger an oder in die Augen des Hundes, so tritt
von der Zeit an regelmässig Blinzeln auf Näherung des Fingers
ein; sonst kommt dieses Blinzeln ohne alles Zuthun erst in
der 2. oder 3. Woche zur Beobachtung. Drückt man in der
2. Woche ein brennendes Streichholz, nachdem man es vor den
Augen gehalten, an die Nase des Hundes, so dass es ihn
schmerzt, so weicht der Hund fernerhin stets mit dem Kopfe
zurück, sobald er wieder das Feuer sieht; brennt man ihn
ebenso erst in der 5. Woche, so hat ihn bis dahin das Feuer
nicht genirt, und er kennt es erst jetzt. Bewegt man in der
2. Woche die Peitsche, die noch gar keinen Eindruck macht,
einigemal vor den Augen des Hundes und ertheilt ihm einen
Schlag, so scheut der Hund in der Folge, so oft man die
Peitsche bewegt, und kriecht nach einigen Tagen in die Ecke,
sobald er nur die Peitsche in der Hand sieht; hat man dagegen
den Hund so lange mit der Peitsche verschont, so macht man
dieselben Beobachtungen erst in der 4. oder 5. Woche. Und
der Art sind der Erfahrungen mehr. Ja, die volle Restitution
von der Seelenblindheit kommt auch überhaupt bloss dann in
3—5 Wochen zustande, wenn nichts, das der Prüfung unterliegt, dem Hunde vorenthalten blieb; anderenfalls gewisse Objecte, wie z. B. gerade Peitsche und Feuer, nach Monaten noch
ihm ebenso unbekannt sind, wie in den ersten Tagen nach der
Operation. Hier zeigt es sich also vielfach in die Hand des
Experimentators gelegt [61], ob und wie bald der Hund die Objecte wieder kennt, und das schliesst unbedingt die Möglichkeit
aus, dass ausser Function gesetzte Rindentheile mit der Zeit

ihre Function wieder aufnehmen. Danach kann es nicht anders
sein, als dass diejenigen Vorstellungselemente, in welchen die
Erinnerungsbilder der früheren Gesichtswahrnehmungen latent erhalten waren, durch die Operation dem Hunde ganz verloren gegangen oder wenigstens für immer nutzlos geworden sind. Indem
eben nur diese Vorstellungselemente und nicht im mindesten
alle centralen Elemente, deren Erregung Gesichtsvorstellungen
veranlasst, fortgefallen sind, kann unser Hund von Anfang an,
da er nach der Operation der Beobachtung unterliegt, durch
seine Gesichtswahrnehmungen zu Gesichtsvorstellungen kommen,
können seine Wahrnehmungen zu Anschauungs- und Erinnerungsbildern führen so wie früher, nur dass es andere, bis dahin unbenutzte Vorstellungselemente sind, welche jetzt die Erinnerungsbilder geben. Darum erscheinen dem Hunde die Objecte zunächst unbekannt, und sie werden ihm erst nach und nach
wieder bekannt in dem Umfange und in der Reihenfolge, wie er
neue Erinnerungsbilder von ihnen gewinnt.

Wenn diese Erkenntniss nicht noch zwingender bei dem
Versuche sich aufdrängt, wenn eine gewisse Gleichförmigkeit im
Verlaufe der Restitution, so oft man auch den Versuch wiederholt, den Gedanken an eine vorübergehende Functionsunfähigkeit von Rindentheilen überhaupt aufkommen lässt, so liegt es
nur an der Eigenart der Störung, welche die Operation mit sich
bringt. Plötzlich wie durch einen Zauber ganz unbekannt geworden mit allem, was er sieht, ist unser Hund für seine
Existenz und seine Erhaltung auf den baldigen Erwerb neuer
Kenntnisse angewiesen und lernt gerade so, wie er sie beachtet,
die ihm wichtigeren Objecte eher wieder kennen als die weniger
wichtigen, die grösseren Objecte eher als die kleineren, die be-
wegten eher als die ruhenden. Indem dies aber bei jedem Ver- .
suche wiederkehrt, ist wegen der gleichen und beschränkten
Verhältnisse, unter welchen die Thiere leben, für zufällige und
dabei gut bemerkbare Variationen der Restitution nur sehr
wenig Spielraum vorhanden; und die individuellen Verschiedenheiten scheinen im wesentlichen darauf sich zu beschränken,
dass der Gesammtverlauf der Restitution das eine Mal ein
etwas rascherer, das andere Mal ein etwas langsamerer ist.
Auch der Experimentator vermag da nur in Einzelheiten ändernd

einzugreifen, wie ich es oben schilderte: einige unwichtige Objecte allerdings kann er dem Hunde ganz vorenthalten, von den übrigen Objecten aber kann er bloss die Kenntnissnahme etwas verzögern. Gelänge es, die eigenthümliche Störung im Gebiete des Gesichtssinnes unter Bedingungen zu beobachten, unter welchen dieselbe weniger bedeutungsvoll für die Existenz des Hundes wäre, es stände zu erwarten, dass das Wesen der Störung alsdann viel schärfer hervorträte. Und so ergiebt es sich in der That, wenn die Grosshirnrinde der Stelle A_1 bloss an einer Hemisphäre exstirpirt ist.

Versuche dieser Art bieten schon das Interesse dar, dass sie der Analyse der doppelseitigen Exstirpationsversuche dienen, und ich habe es deshalb sogleich beim Beginne meiner Untersuchungen nicht verabsäumt, dieselben auszuführen. „Hat man die Stelle A_1 nur an einer Hemisphäre exstirpirt, so gilt alles, was ich oben· für das Sehen im allgemeinen schilderte, bloss für das Sehen mit dem Auge der der Verletzung entgegengesetzten Seite. Nach der rechtsseitigen Exstirpation z. B. erkennt der Hund alles in der alten Weise weiter mit dem rechten Auge, wenn man ihm das linke verbunden hat, während er bei verbundenem rechten Auge wohl sieht, aber zunächst nichts erkennt und erst mit der Zeit alles wieder kennen lernt." So führte ich damals das Ergebniss an [62], und so habe ich es heute nur zu wiederholen. Aber wenn ich weiter hinzufügte: „Nur die Restitution habe ich bei einseitiger Exstirpation rascher sich vollziehen sehen als bei beiderseitiger Exstirpation, was durch die Hülfe, welche das wohlerhaltene Sehen mit dem einen Auge für die Kenntnissnahme von den Objecten gewähren muss, leicht verständlich ist", so bin ich dabei in einen doppelten Irrthum verfallen, einmal indem ich die raschere Restitution nach der einseitigen Exstirpation für allgemeingültig hielt, zweitens indem ich sie als derart verständlich ausgab. Dass ich im heikelsten Gebiete, mittenhinein vor Räthsel über Räthsel gestellt, einmal irrte, wer würde es mir verargen wollen? Erst recht aber· wird man es mir nicht verübeln, da mein· Irrthum gerade dem naturgemässen Gange der Untersuchung entsprang. Damals kam es vor allem darauf an, wie von der beiderseitigen, so von der einseitigen Seelenblindheit die volle Restitution zu

constatiren; ich untersuchte und prüfte deshalb sehr viel das
eine Auge, und ich setzte damit unbewusst die Bedingungen,
unter welchen die Restitution allerdings so rasch erfolgt, wie
ich es angab. Aber ein anderes Verfahren liefert ein ganz
anderes Ergebniss.

Man exstirpire einem Hunde die Stelle A_1 der einen, sagen
wir der linken Hemisphäre, man überwache die Heilung und
Vernarbung der Wunde, man halte aber den Hund stets in
seinem Käfige; oder auch man lasse den Hund frei in den
Laboratoriumsräumen sich bewegen, man lasse ihn im Garten
sich tummeln mit den anderen Hunden, man beschäftige sich
selbst mit ihm, nur stelle man keine Prüfungen seines Gesichtssinnes an. 3, 4, 6, 8 Wochen oder noch später nach der
Operation prüfe man den Hund bei verbundenem linken Auge:
man wird finden, dass er mit dem rechten Auge alles sieht,
aber nichts oder so gut wie nichts mit diesem Auge erkennt.
Allenfalls kennt er Mensch und Hund, doch findet er aus der
Ferne weder den Wärter noch den Spielgenossen heraus, allenfalls blinzelt er auf Näherung des Fingers, höchst selten — mir
ist es nur ein einziges Mal begegnet — scheut er vor dem
Feuer; sonst zeigt er dasselbe Verhalten, wie es ein derart
operirter Hund immer in den ersten Tagen nach der Operation
darbietet. Steckt man bei dieser Prüfung dem Hunde nicht den
Kopf in den Eimer, bis das Wasser die Schnauze benetzt, nähert
man ihm nicht den Futternapf, dass er das Fleisch riecht, lässt
man ihn nicht den Stock fühlen, brennt man ihn nicht mit dem
Feuer u. s. w., nimmt man auch sogleich nach der Prüfung den
Verband wieder ab, so kann man die gleichen Erfahrungen
während einer Reihe von Tagen hintereinander machen. Endlich
halte man täglich längere Zeit dem Hunde das linke Auge verbunden, man füttere und tränke ihn dabei, man schlage, man
brenne ihn u. s. f.: nunmehr vollzieht sich die Restitution von
der 4., 5., 7., 9. Woche oder einer noch späteren Zeit an gerade so, wie sonst schon in den ersten Wochen nach der
Operation. Und will man es anders, so setze man bloss einzelne Objecte der Kenntnissnahme von Seiten des Hundes aus,
während dieser das rechte Auge allein offen hat: nur diese

Objecte wird er in der Folge kennen, die anderen werden ihm
so unbekannt sein wie zuvor.

Mit der beiderseitigen Exstirpation der Stelle A_1 ist also
für den Hund der definitive Ausfall aller der Vorstellungselemente verbunden, in welchen die Erinnerungsbilder seiner
früheren Gesichtswahrnehmungen latent erhalten waren; und die
einseitige Exstirpation der Stelle A_1 bringt den Ausfall dieser
Vorstellungselemente bloss für das Sehen mit dem gegenseitigen
Auge mit sich. Ob es sich dabei um einen wirklichen Verlust
von Vorstellungselementen handelt oder nur darum, dass die
Vorstellungselemente dem Hunde für die Folge nutzlos sind, ist
damit noch nicht ausgemacht. Die bezüglichen Vorstellungselemente könnten in den Stellen A_1, und zwar gesondert und
gleichmässig in jeder dieser beiden Stellen gelegen sein und
durch unseren Eingriff entfernt werden; oder sie könnten irgendwo
in der Rinde ausserhalb der Stellen A_1 sich befinden, sei es
einfach vorhanden für beide Hemisphären, sei es wiederum gleichmässig in jeder Hemisphäre für sich, und die Exstirpation der
Stelle A_1 brauchte nur jedesmal alle Leitungen zu unter-
brechen, welche von den der gegenseitigen Retina zugeordneten
wahrnehmenden Elementen zu den Vorstellungselementen führen.
Aber zwischen diesen Möglichkeiten sind wir sogleich zu ent-
scheiden im Stande. Denn es giebt in der Grosshirnrinde keine
andere Partie ausser der Stelle A_1, deren ein- oder beiderseitige
Zerstörung unsere Seelenblindheit zur Folge hätte. Selbst dann
blieb diese aus, als ich die ganze einer Retina zugehörige Rinde
mit alleiniger Schonung der Stelle A_1 entfernte, indem ich zuerst
von der einen Sehsphäre das äusserste Drittel der an der Convexität gelegenen Partie und dann von der anderen Sehsphäre
die ganze mediale Partie bis zum medialen Rande der Stelle A_1
und dazu noch die beiden Streifen vor und hinter A_1 exstirpirte*.

---

* Der Versuch gelingt nur, wenn man das äusserste Drittel der an
der Convexität gelegenen Partie der zweiten Sehsphäre höchst schonend
behandelt und womöglich gar nicht entblösst; sonst stirbt die Stelle A_1,
wahrscheinlich infolge unzureichender Ernährung, regelmässig ab. Viel
besser sind die Chancen, wenn das Abschneiden der Streifen vor und hinter
A_1 unterbleibt, wodurch der Werth des Versuches allerdings, doch nur
wenig verringert wird.

Es unterliegt demnach keinem Zweifel, dass die Vorstellungselemente, in welchen die Erinnerungsbilder der früheren Gesichtswahrnehmungen latent erhalten sind, in den Stellen A_1,
und zwar gesondert und gleichmässig in jeder dieser beiden
Stellen ihren Sitz haben, so dass sie mit der Exstirpation dieser
Stellen ganz verloren gehen.

Und dass dem so ist, dass diese Vorstellungselemente
gerade in derjenigen Partie der Sehsphäre enthalten sind, welche
der Retinastelle des directen Sehens und deren Umgebung zugeordnet ist, dafür bietet sich auch ein tieferes Verständniss
dar. Es will dazu nur beachtet sein, was wir schon bei der
Schilderung der Versuchsthiere mehrfach anzudeuten hatten,
sonst aber bisher vernachlässigen konnten, dass das Entstehen
der Vorstellungen· aus den Wahrnehmungen überall noch an
eine besondere, physiologisch ihrem Wesen nach unbekannte
Bedingung geknüpft ist, die Aufmerksamkeit. Nicht alle Gesichtswahrnehmungen liefern Anschauungsbilder und lassen durch
die bleibenden Veränderungen, welche sie an den Vorstellungselementen setzen, Erinnerungsbilder latent fortbestehen, sondern
solche Wirkung entfalten bloss diejenigen Gesichtswahrnehmungen,
auf welche die Aufmerksamkeit gerichtet ist. Das sind aber in
der Norm immer Gesichtswahrnehmungen, welche mittels der
Stelle des directen Sehens zustandekommen; denn diese Stelle
der Retina wird ja regelmässig auf die Objecte eingestellt,
welche beachtet und betrachtet werden. Es ist daher nichts
natürlicher, als dass die Vorstellungselemente der Stelle A_1 gemäss den engeren Beziehungen, in welchen sie zu den wahrnehmenden Elementen derselben Stelle stehen, vor den übrigen
Vorstellungselementen der Sehsphäre so ausgezeichnet sind, wie
wir es fanden.

Die Richtigkeit dieses Verständnisses finden wir in sehr
bemerkenswerther Weise verbürgt, wenn wir nochmals den Hund
betrachten, an welchem die Stelle A_1 auf der einen Seite
exstirpirt ist. Er erkennt mit dem gegenseitigen Auge nichts,
und doch ist das äusserste Viertel der Retina dieses Auges gar
nicht mit der verletzten Sehsphäre in Verbindung, sondern mit
der unverletzten, welche im ungestörten Besitze aller ihrer Vorstellungselemente sich befindet. Das beweist, dass die Vor-

stellungselemente der Stelle A_1 zu den verschiedenen wahrnehmenden Elementen, welche derselben Retina zugehören, in
verschiedener Beziehung und sogar zu vielen peripherischen unter
diesen Elementen so gut wie in gar keiner Beziehung sind. Es
ist dadurch noch mehr, als durch die örtlichen oder anatomischen
Verhältnisse allein, gesichert, was ich vorhin heranzog, dass die
Vorstellungselemente der Stelle A_1 in besonders enger Beziehung
zu den wahrnehmenden Elementen derselben Stelle stehen.
Wichtiger aber noch ist und von umfassenderer Bedeutung, dass
unser Hund, auch wenn wir ihn monatelang frei umherlaufen
lassen, die verlorenen Erinnerungsbilder der einen Seite doch
nicht wiedergewinnt. So schwierig hier das Räthsel zuerst erscheint, so einfach ergiebt sich schliesslich seine Lösung. Der
Hund, der nie Unruhe oder Neugier verräth, der von einem
stieren oder blöden Blick keine Spur, sondern immer den Blick
des unversehrten Hundes zeigt, fixirt, wie die genaue Untersuchung lehrt, nach der Operation die Objecte gerade so wie
vorher; demgemäss erkennt er alles mit dem gleichseitigen
Auge, im gegenseitigen Auge aber fallen die Bilder der Objecte,
welche er betrachtet, immer auf die Retinastelle des directen
Sehens, welche rindenblind ist, und es kann deshalb hier nicht
zu Wahrnehmungen und Vorstellungen, also auch nicht zu neuen
Erinnerungsbildern kommen.

Nur unter dem Zwange, wenn der Hund nichts erkennt, das
er sieht, wenn nach der einseitigen Exstirpation der Stelle A_1
das gleichseitige Auge verbunden oder wenn die Stelle A_1 beiderseits exstirpirt ist, wendet sich die Aufmerksamkeit den Gesichtswahrnehmungen zu, welche mittels anderer Stellen der Retina, als der des directen Sehens, zustandekommen; und entsprechend werden dann Vorstellungselemente, welche ausserhalb
der Stelle A_1 in der Sehsphäre gelegen sind, erregt und treten
bleibende Veränderungen an ihnen ein, so dass der Hund neue
Erinnerungsbilder gewinnt. So verliert sich allmählich die
Seelenblindheit, auch wenn noch wesentlich mehr von der Sehsphäre als die Stelle A_1 abhanden gekommen ist. Ich habe
noch die volle Restitution in 6—8 Wochen eintreten sehen, wo
die Retina bis etwa auf das äusserste laterale oder mediale
Viertel rindenblind war; und erst wenn die Rindenblindheit der

Retina noch ausgedehnter war, kam es bloss zu einer unvollkommenen Restitution, erschienen selbst nach Monaten nur
einzelne Objecte dem Hunde bekannt, oder war überhaupt keine
Restitution von der Seelenblindheit mehr nachzuweisen.

So können wir nun, alles zusammenfassend, den obigen Ermittelungen über die Gesichtswahrnehmung folgendes über die
Gesichtsvorstellungen hinzufügen: Ausser den centralen Elementen, welche Licht empfinden, in welchen die Gesichtswahrnehmung statthat, sind in den Sehsphären $A A_1 A$ und dort
allein noch andersgeartete centrale Elemente gelegen, deren Erregung die Gesichtsvorstellungen giebt; über die ganze Ausdehnung jeder Sehsphäre sind sie verbreitet und überall mit den
wahrnehmenden Elementen derselben in leitender Verbindung.
Werden solche Vorstellungselemente von wahrnehmenden Elementen aus in Erregung versetzt, so liefern sie das Anschauungsbild der Gesichtswahrnehmung; hat die Erregung aufgehört, so
ist mit den bleibenden, nur äusserst langsam sich abgleichenden
Veränderungen, welche die Erregung an ihnen herbeigeführt hat,
das Erinnerungsbild der Gesichtswahrnehmung latent in ihnen
erhalten, und dieses Bild entsteht in der Folge jedesmal, dass
eine neue Erregung derselben Vorstellungselemente, gleichviel
wodurch, veranlasst ist. Aber nicht immer hat die Erregung
von wahrnehmenden Elementen die Erregung von Vorstellungselementen zur Folge; vielmehr muss dafür noch eine besondere,
physiologisch ihrem Wesen nach unbekannte Bedingung erfüllt
sein, es muss die Aufmerksamkeit auf die Gesichtswahrnehmung
gerichtet sein. Das bringt es mit sich, dass unter allen Vorstellungselementen der Sehsphäre denjenigen, welche in der
Stelle A_1 gelegen und mit den wahrnehmenden Elementen dieser
Stelle in engerer Verbindung sind, eine hervorragende Bedeutung
zukommt. Da der Hund die Objecte, welche er betrachtet,
fixirt, seine Aufmerksamkeit also in der Norm immer den Gesichtswahrnehmungen zugewandt ist, welche mittels der Retinastelle des directen Sehens zustandekommen, so sind es immer
die Vorstellungselemente der Stelle A_1, welche die Anschauungsbilder der Gesichtswahrnehmungen liefern; und in den Vorstellungselementen der Stelle A_1 finden sich demgemäss auch die
Erinnerungsbilder der früheren Gesichtswahrnehmungen erhalten,

gleichmässig und gesondert in jeder Hemisphäre für sich, wie
sie jederseits aus dem Sehen mit dem gegenseitigen Auge her-
vorgegangen sind. Wird die Stelle A_1 beiderseits entfernt, so
ist der Hund nicht nur auf beiden Retinae rindenblind für die
Stelle des directen Sehens und deren Umgebung, sondern infolge
des Fehlens aller Erinnerungsbilder seiner früheren Gesichtswahrnehmungen kennt oder erkennt er auch nichts, das er
sieht, er ist völlig seelenblind. In der Noth richtet sich jetzt
die Aufmerksamkeit des Hundes auf die Gesichtswahrnehmungen,
welche mittels anderer Stellen der Retinae zustandekommen, der
Hund fixirt nicht mehr, und bis dahin unbenutzte, ausserhalb
der Stellen A_1 gelegene Vorstellungselemente liefern Anschauungsbilder von den neuen Gesichtswahrnehmungen und lassen Erinnerungsbilder von ihnen fortbestehen: so vollzieht sich mit der
Zeit die Restitution von der Seelenblindheit, während die partielle Rindenblindheit unverändert für die Dauer sich erhält.
Wird die Stelle A_1 nur an einer Hemisphäre entfernt, so gilt
alles ebenso bloss für das Sehen mit dem gegenseitigen Auge;
doch fixirt hier der Hund mit beiden Augen nach wie vor, und
deshalb kommt es zur Restitution von der Seelenblindheit bloss
insoweit, als der Hund gezwungen ist, das gegenseitige Auge
allein zum Sehen zu benutzen. Ueberall kann die Seelenblindheit vollkommen sich verlieren, auch wenn mit der Stelle A_1
noch ein grosses Stück der übrigen Sehsphäre entfernt ist; und
erst wenn mehr als drei Viertel der Retina rindenblind sind,
bleibt die Restitution unvollkommen oder kommt gar nicht mehr
zustande.

Tiefer in das Gebiet der Gesichtsvorstellungen einzudringen,
ist mir, trotz vielen und verschiedenartigen Bemühungen, bisher
nicht gelungen. Am ehesten schien noch die Vermuthung sich
bestätigen zu wollen, welcher ich nach meinen allerersten Versuchen dahin Ausdruck gegeben hatte, dass in der Sehsphäre
„die Erinnerungsbilder der Gesichtswahrnehmungen in der Reihenfolge etwa, wie die Wahrnehmungen dem Bewusstsein zuströmen,
gewissermassen von einem centralen Punkte aus in immer
grösserem Umkreise deponirt werden" [63]. Schon vor Jahren
habe ich angegeben [64], dass nach der Exstirpation der Stelle A_1
hin und wieder einmal, im ganzen sehr selten, ein einzelnes

Erinnerungsbild erhalten gefunden wird, bei Fehlen der übrigen
Erinnerungsbilder. Seitdem habe ich häufig, wenn bei Partialexstirpationen der Sehsphäre ein Theil der Stelle A_1 entfernt
war, einen Theil der Erinnerungsbilder erhalten, einen anderen
Theil verloren gesehen. Es ist also zweifellos, dass es für das
einzelne Erinnerungsbild bloss einer kleinen Gruppe von Vorstellungselementen bedarf, und dass verschiedene Erinnerungsbilder an verschiedene solche Gruppen gebunden sind. Aber
darüber hinaus bin ich doch nicht gekommen, weil ich weiter
keine Gesetzmässigkeit in den Erscheinungen zu entdecken vermochte. Es hat mir gerathen scheinen wollen, die Verfolgung
dieser Dinge aufzuschieben, bis die Fühlsphäre, welche gerade
für das Studium der Vorstellungen besondere Vortheile bietet,
ebenso eingehend untersucht ist, wie jetzt die Sehsphäre.

Anmerkungen.

[54] Die Narkose durch die combinirte Wirkung von Morphium und
Aether herbeizuführen, muss ich nach meinen Erfahrungen überhaupt für
solche Exstirpationsversuche, wie ich sie ausgeführt habe, besonders em-
pfehlen. Ich injicire subcutan dem mittelgrossen Hunde ca. 0,15 grm.,
dem kleinen Affen 0,03 grm., dem grossen Affen 0,06 grm. Morphium
muriaticum und lasse die Aetherisation erst nach 20—30 Minuten be-
ginnen. wenn die Morphiumwirkung sehr deutlich ausgesprochen ist.
Nur wo man ein Thier zur Controle schon früh nach der Operation beobachten oder prüfen will, sind Chloroform oder Aether zu verwenden.

[55] Ich kann jetzt hinzufügen, dass ein solcher Hund 6 Monate nach
der zweiten Operation gesund geblieben ist.

[56] S. o. die fünfte Mittheilung.

[57] S. o. S. 84.

[58] S. o. S. 90.

[59] S. o. S. 28.

[60] S. o. S. 84 ff.

[61] Vgl. o. S. 30, 76.

[62] S. o. S. 30—31.

[63] S. o. S. 12.

[64] S. o. S. 23.

Siebente Mittheilung.

(Vorgetragen in der Sitzung der Physiologischen Gesellschaft zu Berlin am 2. Juli 1880.)*

Meine Herren! In einer Mittheilung vom 3. Juni d. J. habe ich auf Grund neuer Versuchsergebnisse die Functionen der Sehsphären der Grosshirnrinde in bindendem Zusammenhange so weit darzulegen vermocht, dass als nächste Aufgabe der Untersuchung die Ermittelung sich darstellt, in welchen engeren Beziehungen die verschiedenen Erinnerungsbilder der Gesichtswahrnehmungen zu den Vorstellungselementen der ausgezeichneten Partie des Hinterhauptslappens stehen. Es hat aber diese Mittheilung bloss die Sehsphären des Hundes behandelt, und ich will heute hinzufügen, was über die Sehsphären des Affen sich ergeben hat. Nur wollen Sie mir gestatten, einige Bemerkungen voraufzuschicken, welche noch in gewissem Sinne jener Mittheilung zugehören. Nicht dass dort in den Versuchen oder in der Darlegung eine Lücke geblieben wäre, welche ich nachträglich auszufüllen hätte; sondern ich habe durch wiederholte mündliche und gedruckte Interpellationen die Ueberzeugung gewonnen, dass einige Punkte in unerwarteter Weise dem Verständnisse Schwierigkeiten bieten, und ich will das Meine thun, das Verständniss zu erleichtern.

Es hat befremdet, dass der seelenblinde Hund hungrig an der Fleischschüssel vorübergeht, die man ihm mitten in den Weg gesetzt, da doch, wie man meinte, sein ungeschädigter Geruchssinn ihn das Fleisch bemerken lassen müsste. Man hat

---

* Verhandlungen der Physiologischen Gesellschaft zu Berlin, 1879, 80. No. 18 (ausgegeben am 9. August 1880). — du Bois-Reymond's Archiv, 1880. S. 149.

dabei übersehen, dass, gleichviel wie fein der Geruchssinn sei,
für das Riechen immer die allgemeine Bedingung erfüllt sein
muss, dass eine gewisse Menge der Riechstoffe mit einer gewissen
Geschwindigkeit an die Regio olfactoria gelangt; und man hat
auch wohl auf Grund der Schilderungen von vorzüglichen Jagd-
und Spürhunden das durchschnittliche Riechvermögen des Hundes
überschätzt. Meine Versuchshunde von mittlerer Grösse und der
verschiedensten Art stürzten allerdings aus grösserer Entfernung
auf Fleisch zu, das sie gesehen hatten; waren sie aber durch
Verbinden der Augen oder durch Rindenblindheit auf ihren
Geruchssinn angewiesen, so entging ihnen allen ganz ausnahmslos bei ruhigem Athmen und in normaler Weise hochgetragenem
Kopfe das Fleisch, welches am Boden lag, selbst wenn sie
darüber hinwegschritten, und sie bemerkten dasselbe nur dann,
wenn sie die Nase dem Boden genähert hatten und schnüffelten.
Da nun die letzteren Hülfsmittel für das Riechen der Hund
bloss dann in Anwendung zieht, wenn er vermuthet, dass es
etwas zu erriechen giebt, und dem seelenblinden Hunde bei
seiner Prüfung ein Anlass zu solcher Vermuthung zunächst gar
nicht gegeben ist, so ist nichts natürlicher, als dass eben dieser
Hund das Fleisch am Boden durch seinen Geruchssinn nicht
entdeckt. Freilich, sobald man mit der Fütterung begonnen
hat, schnüffelt der seelenblinde Hund ebenso herum, wie der
ganz blinde Hund, und dann findet er auch ebenso gut das
Fleisch auf: wodurch gerade sich feststellen lässt, dass sein
Geruchssinn unversehrt ist.

Etwas länger muss ich verweilen bei einem zweiten Punkte.
Seitdem ich nachwies, dass die ausgezeichnete Partie (A_1) der
Sehsphäre, deren Exstirpation Seelenblindheit setzt, zugleich der
Retinastelle des directen Sehens und deren Umgebung zugeordnet
ist, habe ich wiederholt in Referaten über meine Mittheilung
mit mehr oder weniger Bestimmtheit es ausgesprochen gefunden,
dass nunmehr die Erscheinungen der Seelenblindheit auf das
indirecte Sehen zurückzuführen seien; und neuerdings hat Hr.
L. Mauthner in einem vor der Gesellschaft der Aerzte in Wien
am 4. Juni gehaltenen Vortrage dasselbe ausgedehnter darzuthun
versucht. Hr. Mauthner bestreitet die Existenz der Seelenblindheit und meint, dass nach der Exstirpation der Stelle A_1

der Hund keine seiner Gesichtsvorstellungen, kein einziges Erinnerungsbild verloren habe, sondern die Objecte bloss deshalb nicht erkenne, weil das jetzt allein mögliche indirecte Sehen ihm nur undeutliche Netzhautbilder liefere, aus welchen er die Form der Objecte nicht zu enträthseln vermöge; demgemäss gewinne auch weiterhin der Hund nicht neue Erinnerungsbilder, sondern gerade weil ihm die Erinnerungsbilder nicht verloren gegangen seien, erkenne er die Objecte wieder, sobald er durch anderweitige Sinneswahrnehmungen erfahren habe, welchen Objecten seine undeutlichen Netzhautbilder entsprechen, sobald er z. B. die Peitsche gefühlt habe. Es heisst nun aber doch, meine ich, sehr viel, oder richtiger gar zu wenig mir zugemuthet, wenn ich, während ich das gesammte thatsächliche Material beschaffte, welches man gegen mich in Verwendung bringt, eine so überaus nahe liegende und dabei so folgenreiche Bedeutung des indirecten Sehens ganz ausser Acht gelassen haben sollte. Der Sachverhalt ist denn auch gerade umgekehrt der, dass ich zwar wiederholt in meinen Mittheilungen auf die Unabhängigkeit der Seelenblindheit von dem indirecten Sehen aufmerksam zu machen gedachte, aber jedesmal wieder davon Abstand nahm, weil ich Ueberlegungen so einfacher Art auch sonst dort nicht Platz gab.

Der Versuch, die Erscheinungen der Seelenblindheit auf das excentrische Sehen zurückzuführen, hat nämlich zur Voraussetzung, dass beim normalen Thiere die Erinnerungsbilder der Gesichtswahrnehmungen jederzeit wirklich vorhanden und für den Gebrauch bereit sind. Diese Voraussetzung ist aber grundfalsch. Die tausend und abertausend Erinnerungsbilder sind immer nur latent (potentia) gegeben, und sie müssen für den Gebrauch erst reell entstehen, sie müssen entwickelt oder hervorgerufen werden, sei es auf dem Wege der Association, sei es durch eine Erregung von Opticusfasern; und in dem letzteren Falle, der uns hier allein interessirt, muss, damit ein gewisses Erinnerungsbild reell entstehe, die Erregung der Opticusfasern derart sein, dass sie ein Anschauungsbild liefert, welches jenem Erinnerungsbilde entspricht, d. h. welches ihm nicht gleich zu sein braucht, aber ihm doch ähnlich sein muss. [65] Die durch centrales Sehen erworbenen latenten Erinnerungsbilder kommen also dem Thiere für excentrisches Sehen nur so lange zustatten, als das letztere Sehen noch ähnliche Anschauungsbilder liefert; nur so lange kann das Thier durch das Zusammenfallen von Anschauungs- und Erinnerungsbild die Objecte erkennen. Sobald dagegen beim excentrischen Sehen nicht mehr ähnliche Anschauungsbilder zustandekommen, sind alle jene latenten Erinnerungsbilder für das Erkennen werthlos, da kein einziges dieser Bilder mehr entwickelt werden kann; und wenn jetzt noch das Thier die Objecte erkennen soll, so bedarf es dazu unbedingt anderer Erinnerungsbilder, welche den Anschauungsbildern, wie sie dieses excentrische Sehen liefert, entsprechen. Auf dieser Grundlage ist dann aber weiter, wenn infolge der Exstirpation der Stelle A_1 der Hund, auf excentrisches Sehen beschränkt, alles ·sieht, aber nichts erkennt und erst mit der Zeit wieder alles kennen lernt, gar kein anderer Schluss möglich, als dass dem Hunde die Erinnerungsbilder, welche er besass, für alle Folge ausgefallen oder werthlos geworden sind, und dass neue (latente) Erinnerungsbilder, wie sie der normale Hund gar nicht hat, Erinnerungsbilder, welche den Anschauungsbildern des excentrischen Sehens entsprechen, mit der Zeit von dem verstümmelten Hunde erworben werden. In Frage bleibt einzig und allein, wie ich schon früher ausführte[66], ob die alten Erinnerungsbilder erhalten und nur durch Leitungsunterbrechung nutzlos geworden sind, oder ob dieselben ganz verloren gegangen sind; und diese Frage wird zu Gunsten der letzteren Möglichkeit dadurch entschieden, dass die Zerstörung keiner anderen Partie der Grosshirnrinde derartige Sehstörungen mit sich bringt.

Die Schwierigkeit liegt hier also nicht in der Sache, deren Einfachheit sogar eher überraschen darf, sondern ist erst durch den Gedankenfehler entstanden, welchen man beging. Hrn. Mauthner's Betrachtung schliesst überdies noch einen zweiten solchen Fehler ein, da er das optische Erinnerungsbild der Peitsche, um welches allein es sich handelt, verwechselt mit dem Begriff „Peitsche", von welchem jenes Erinnerungsbild bloss eine Componente ist. Doch will ich darauf vor der Hand nicht näher eingehen, weil es nicht nothwendig ist, und weil nirgend dringender, als in der Physiologie der Grosshirnrinde, im Interesse des wahren Fortschrittes es zu wünschen ist, dass solche Erörterungen unterbleiben, für welche die experimentelle Grundlage noch nicht vorhanden ist.*

Ich komme nun zu den Sehsphären des Affen. Diese so umfassend, wie die Sehsphären des Hundes, zu studiren, ging schon deshalb nicht an, weil das Versuchsmaterial gar zu spärlich zufloss; so habe ich im letzten Jahre nicht mehr als acht Affen mir verschaffen können, und von ihnen mussten noch zwei zu anderweitigen Versuchen dienen. Immerhin gewähren aber doch die neuen Versuche im Verein mit den alten, was die Gesichtswahrnehmung des Affen betrifft, eine befriedigende Einsicht.

Die beiderseitige Hemiopie des Affen nach der Exstirpation der Rinde eines Hinterhauptslappens, welche ich im März 1878 Ihnen anzeigte [67], haben die Hrn. Luciani und Tamburini [68] bestätigt, aber in einer Weise, welche die Bestätigung sehr entwerthete; denn sie sahen die Hemiopie auch dann eintreten, wenn sie die Rinde des Gyrus angularis zerstörten, und sie sahen dieselbe mit der Zeit sich wieder verlieren. Wegen der ersteren Angabe habe ich sogleich nochmals den Gyrus angularis untersucht, und ich kann nur mit aller Bestimmtheit wiederholen, dass dessen Rinde ausser Verbindung mit der Retina ist und mit der Sehsphäre gar nichts zu schaffen hat, sondern der Fühlsphäre zugehört, deren Augenregion sie repräsentirt. Die Hrn. Luciani und Tamburini sind durch die Unvollkommenheit und die Unsauberkeit ihrer Exstirpationen getäuscht worden; und die vorübergehende Hemiopie, welche sie beobachteten, ist überhaupt bloss durch die Quetschung bei der Operation oder die reactive Entzündung bedingt gewesen**, da diejenige Hemiopie, welche wirklich die Folge der Exstirpation ist, durch Monate

---

* Nachträglicher Zusatz. Als ich diesen Vortrag hielt, lag mir nur das von Hrn. Mauthner verfasste kurze Referat über seinen Vortrag im Anzeiger der K. K. Gesellschaft der Aerzte in Wien (No. 32; 10. Juni 1880) vor. Seitdem ist die ausführliche Mittheilung von Hrn. Mauthner in der Wiener medicinischen Wochenschrift (1880. No. 26, 27 und 28) erschienen. Nachdem ich diese eingesehen, finde ich nichts meinen Mittheilungen hinzuzufügen, welche alle wünschenswerthe Auskunft geben.

** Wie mir Hr. Wernicke sagt, ziehen die Fasern, welche die Markleiste des Hinterhauptslappens mit den Ursprungsganglien des Tractus opticus verbinden, als sagittales Marklager dicht unter der Rinde des Gyrus

hindurch fortbesteht, wie ich nun nicht weniger als zwölfmal gleichmässig habe constatiren können.

Die Beschränkung der Sehsphären des Affen auf die Hinterhauptslappen wird auch schon durch die Ihnen früher mitgetheilten Versuche verbürgt, bei welchen ich die Rinde beider Hinterhauptslappen, soweit sie von der Convexität aus zu erreichen war, exstirpirt hatte [69]. Die Affen erschienen ganz rindenblind, und durch Monate besserte sich ihr Sehen nicht weiter, als dass sie beim langsamen Gehen nicht mehr anstiessen. Somit entsprechen diese Versuche am Affen den neulich von mir beschriebenen [70] Versuchen am Hunde, bei welchen die beabsichtigte Totalexstirpation der beiden Sehsphären nicht vollkommen gelungen war; wie beim Hunde durch den Rindenrest am Sulcus calloso-marginalis, so war beim Affen durch die restirende Rinde an der unteren Fläche des Hinterhauptslappens noch eine Spur von Gesichtswahrnehmung erhalten geblieben. Unter diesen Umständen noch neuerdings die vollkommene Exstirpation beider Sehsphären des Affen erzielen zu wollen, hätte sich nicht bloss in Ansehung des Materials nicht verantworten lassen, sondern wäre auch schon deshalb ganz überflüssig gewesen, weil es mir mittlerweile, wie ich sogleich zu berichten haben werde, gelungen ist, durch Partialexstirpationen der Rinde beider Hinterhauptslappen die totale einseitige Rindenblindheit des Affen herbeizuführen.

Für die genaueren Beziehungen, in welchen die Sehsphären des Affen zu den Retinae stehen, war durch die Erfolge der Exstirpation der Rinde eines Hinterhauptslappens dargethan, dass die rechte Sehsphäre den rechten Hälften, die linke Sehsphäre den linken Hälften der beiden Retinae zugeordnet ist. Ich bin nun weiter gegangen und habe bloss die eine seitliche Hälfte einer Sehsphäre exstirpirt, indem ich ungefähr die sagittale Halbirungslinie der convexen Fläche des Hinterhauptslappens als Grenze nahm. War die laterale Hälfte der linken Sehsphäre entfernt, so war der Affe rindenblind für die laterale

---

angularis hin. Es könnte danach die Quetschung oder Entzündung ebensowohl dieses sagittale Marklager, wie die benachbarte Rinde des Hinterhauptslappens betroffen haben.

(temporale) Hälfte der linken Retina; war die mediale Hälfte der linken Sehsphäre entfernt, so war der Affe rindenblind für die mediale (nasale) Hälfte der rechten Retina. Und als ich einem Affen, welchem ich die laterale Hälfte der linken Sehsphäre exstirpirt hatte, nachdem die Wunde vernarbt war, noch die mediale Hälfte der rechten Sehsphäre nahm, war dieser Affe rindenblind für die ganze linke Retina, total rindenblind auf seinem linken Auge. In allen diesen Fällen bestand die durch die Operation gesetzte Rindenblindheit während der 6 bis 13 Wochen, während welcher die Affen am Leben blieben, unverändert fort; und in dieser ganzen Zeit habe ich keinerlei Sehstörung zu entdecken vermocht für diejenigen Partieen der beiden Retinae, welche nicht rindenblind geworden waren. Dass auch bei diesen Affen die Iris normal functionirte und überhaupt alles mit Ausnahme des Gesichtssinnes sich normal verhielt, brauchte ich wohl kaum besonders anzumerken.

Erinnere ich jetzt noch daran, dass, bei meinen ersten Versuchen an den Hinterhauptslappen des Affen, nach beiderseits gleicher kreisrunder Exstirpation von 10—15 mm. Durchmesser circumscripte, fleckenweise Rindenblindheit beider Retinae zur Beobachtung kam[71], so habe ich Ihnen meine Erfahrungen bezüglich der Gesichtswahrnehmung des Affen insgesammt vorgeführt. Aber diese Erfahrungen reichen auch aus, um zu zeigen, dass beim Affen im wesentlichen dieselbe Projection der Retinae auf die Rinde der Hinterhauptslappen besteht, wie beim Hunde, nur dass die laterale Partie der Retina, welche der gleichseitigen Sehsphäre zugehört, beim Affen viel grösser als beim Hunde ist. Für die Maculae luteae des Affen im besonderen ergeben die Versuche mit Exstirpation einer halben Sehsphäre, dass sie derjenigen Rinde zugeordnet sind, welche ungefähr die Mitte der Convexität jedes Hinterhauptslappens einnimmt. Es findet das auch eine interessante Bestätigung durch die Erfolge der letzterwähnten kleinen Exstirpationen; denn ich griff damals beim reinen Tasten, wie die Musterung meiner Präparate lehrt, bald hier, bald da die mittlere Partie der Convexität an den Hinterhauptslappen an, und schwerlich wäre mir die fleckenweise Rindenblindheit aufgefallen, wäre nicht das Sehen gerade mit centralen Retinapartieen geschädigt gewesen. Leider hat es mir an Material gefehlt, um die den Maculae luteae correspondirende Rinde noch genauer durch besondere Versuche zu ermitteln.

Diese Lücke, welche ich zurücklassen muss, ist um so empfindlicher, als an ihre Ausfüllung voraussichtlich zugleich der wichtigste Aufschluss über die Gesichtsvorstellungen des Affen geknüpft ist. Wo ich Hemiopie herbeigeführt hatte, war nie eine Schädigung der Gesichtsvorstellungen nachweisbar, und so sind die oben mehrfach erwähnten Versuche mit kleinen Exstirpationen bisher die einzigen Fälle geblieben, in welchen ich den Verlust, und zwar hier von einzelnen Erinnerungsbildern constatirt habe. Hund und Affe scheinen demnach auch hinsichts der Gesichtsvorstellungen keine principiellen Verschiedenheiten darzubieten, und überall scheinen die mit Erinnerungsbildern besetzten Vorstellungselemente in der Sehsphäre dort gelegen zu sein, wo die wahrnehmenden Elemente, welche den centralen Retinapartieen correspondiren, sich befinden; nur würde bei den höchststehenden Säugethieren, dem entsprechend, dass jede Macula lutea beiden Sehsphären zugeordnet ist, von jedem Auge aus zugleich in beiden Hemisphären das Erinnerungsbild deponirt werden.

Ich will Sie schliesslich heute noch bekannt machen mit einer neuen Sphäre der Grosshirnrinde, der Riechsphäre.

Als ich vor zwei Jahren, nach Hrn. Goltz' vorwurfsvoller Bezeichnung [72], die Specialkarte der Grosshirnrinde Ihnen vorlegte, sagte ich von der an der unteren Fläche der Hemisphäre befindlichen Rindenpartie, deren Functionen unbekannt geblieben waren, es sei guter Grund vorhanden zu glauben, dass sie die Riechsphäre und die Schmecksphäre enthalte, welchen beiden wir noch nicht begegnet waren. [73] Ich stützte mich dabei für die Riechsphäre hauptsächlich auf die einfache grobe Betrachtung des Hirns. Hr. Ferrier freilich, welchen merkwürdige Versuche und Ueberlegungen in den Gyrus hippocampi [74] das Tastcentrum und in den unteren Theil des Schläfenlappens die Riech- und Schmeckcentren hatten verlegen lassen, hatte auch gemeint, dass „die anatomische Verbindung, welche zwischen dem Tractus (oder Gyrus) olfactorius und der Spitze des Schläfenlappens (oder dem Uncus) besteht, wie sie sich am Gehirne des Kaninchens, des Hundes, der Katze u. s. w. deutlich erkennen

lässt, schon auf eine physiologische Beziehung dieser Region
(des Uncus) zu dem Geruchssinne hinweise". [75] Aber wer unbefangen die untere Fläche eines Hundehirns betrachtet, sieht den
Tractus olfactorius in engster Verbindung mit dem Gyrus hippocampi stehen, in einer Verbindung, welche gar nicht inniger und
deutlicher ausgesprochen sein könnte, und gegen welche alle
weiteren Verbindungen des Tractus mit anderen Hirntheilen
unbedingt erst in zweiter Linie rangiren müssen. Auch findet,
wer unbefangen die Hirne verschiedener Säugethiere vergleicht,
den Gyrus hippocampi und gerade nur diesen Hirntheil, dem
Tractus und Bulbus olfactorius entsprechend, verhältnissmässig
sehr gross bei den niederen Säugethieren mit hochentwickeltem
Geruchssinne, dagegen klein bei den höchststehenden Säugethieren
mit wenig entwickeltem Geruchssinne. So bot gerade hinsichts
des Gyrus hippocampi einfach und klar, wie nirgend sonst am
Hirn, die Anatomie einen werthvollen Anhalt für die Beurtheilung
der Function, an deren experimentelle Ermittelung bei der Un-
zugänglichkeit des Gyrus kaum zu denken war; und da auch
Hrn. Ferrier's Tast-, Riech- und Schmeckcentren bereits als
Phantasiegebilde erkannt waren, so liess sich die Rinde des
Gyrus hippocampi mit grosser Wahrscheinlichkeit als die Riechsphäre ansprechen. Indess mochte ich doch diese Ausführung
früher nicht geben, weil ich Hrn. Ferrier's anatomischer Anschauung eben bloss wiederum eine anatomische Anschauung
gegenüberzustellen hatte. Jetzt bin ich durch einen glücklichen
Zufall in die Lage versetzt, für die Riechsphäre im Gyrus hippocampi [76] noch mit anderem Beweise eintreten zu können.

Wie Sie wissen, sind die Hunde nach der Totalexstirpation
der beiden Sehsphären, selbst wenn die Exstirpation nicht vollkommen gelang, für das Finden der Nahrungsmittel auf Riechen
und Fühlen angewiesen. [77] Hält man einem solchen Hunde,
der nicht gerade satt, ein Fleischstück nahe vor der Nase, so
dass er es riecht, so fängt er schnüffelnd es zu suchen an; und
hat er es gefunden, so geht er weiter, heftig und laut schnüffelnd,
im Zimmer umher. Hatte man Fleischstücke auf dem Boden
zerstreut, so wird er nunmehr durch sein Schnüffeln zu einem
Stücke nach dem anderen hingeleitet, mit der Zeit nimmt er
alle Stücke auf, und erst wenn er dann lange vergebens sich

bemüht, stellt er endlich das Schnüffeln ein. Es ist diese Art
der Fütterung das beste Mittel, den Hund, der sonst nur ungern
und sehr langsam sich bewegt, zu vielem und raschem Gehen
anzuregen; deshalb wandten wir sie bei den zahlreichen Hunden,
welchen ich die Sehsphären total exstirpirte, regelmässig bei
jeder Prüfung an, und regelmässig beobachteten wir denselben
Vorgang, wie ich ihn beschrieb. Nur ein einziger Hund, welchem
am 1. November v. J. die linke und am 22. December die
rechte Sehsphäre entfernt war, und welcher eine Spur von Gesichtswahrnehmung mittels der äussersten medialen Partie der
rechten Retina behalten hatte, bot ein abweichendes Verhalten
dar. Es fiel dies sogleich am 27. December auf, als ich die
erste genauere Untersuchung nach der zweiten Operation vornahm. So dicht ich auch an die Nase das Fleischstück heran-
brachte, der Hund bemerkte es nicht, und er wurde erst aufmerksam, als ich die Nase damit berührte; dann schnüffelte er
ganz schwach und kaum hörbar auf, indem er bloss den Kopf
bewegte, und da er das Fleischstück, welches ich mittlerweile
ein wenig entfernt hatte, nicht fand, hörte er sogleich wieder
zu schnüffeln auf. Nachdem ich dies mehrmals in gleicher
Weise constatirt hatte, liess ich das Fleischstück dicht vor der
Nase, so dass der Hund es fasste; und mit einem neuen Fleischstücke, das ich ganz langsam zurückzog, leitete ich den Kopf
des Hundes zum Boden, wo ich ihm das Fleischstück überliess.
Aber auch jetzt noch nicht suchte der Hund, so hungrig er
auch war, weiter nach Fleisch; er that es erst, als die letztere
Procedur mehrfach wiederholt war. Da ging er mit gesenktem
Kopfe, die Schnauze dem Boden sehr genähert, munter umher,
höchst selten einmal und dann immer ganz schwach und nur
durch Secunden schnüffelnd, in der Regel ruhig athmend; und
er ging mit dem Kopfe über alle Fleischstücke hinweg, ohne
sie zu entdecken, bis er zufällig eines mit der Schnauze berührte,
das er dann gierig aufnahm, ohne es vorher zu beriechen.
Schwammstücke, und was sonst mit am Boden lag, nahm der
Hund ebenso wie die Fleischstücke auf, sobald er mit der
Schnauze auf sie gestossen war, und erst nachdem er mit dem
Maule des Irrthums gewahr geworden, warf er sie wieder aus.
Hatte der Hund derart eine lange Zeit hindurch gesucht, so

waren von den vielen Fleischstücken, welche nahe bei einander
lagen, doch nur einige wenige von ihm aufgefunden, und es
blieb schliesslich nichts übrig, als ihm eine Fleischportion im
Haufen darzubieten, wollte man ihn nicht hungern lassen. Ganz
dasselbe wurde an den folgenden Tagen und später bei jeder
der häufigen Prüfungen beobachtet, und so wurde immer wieder
constatirt, wie diesem Hunde der Geruchssinn so gut wie ganz
abging; bloss das seltene schwache Schnüffeln zeigte es an, dass
er eine Spur von Geruchssinn doch besass. Der Hund erkrankte
am 2. Januar d. J.; nach den Erscheinungen zu schliessen,
breitete sich eine acute beiderseitige Encephalomeningitis sehr
rasch von den Operationsstellen weit nach vorn über die Fühlsphären aus und bildete sich dann etwas langsamer in umgekehrter Richtung wieder zurück. Am 6. Januar war der Hund,
dessen letzte Operationswunde inzwischen verheilt war, wieder
ganz gesund und wohlauf, und er blieb es nunmehr bis zu
seinem Tode; ebensowenig, wie vor der Erkrankung, waren
irgendwelche andere Abnormitäten, als die beschriebenen Mängel
des Gesichts- und des Geruchssinnes, zu constatiren. Am
24. März liess ich den Hund mit Blausäure vergiften. An den
Hinterhauptslappen war alles sehr schön und in der gewöhnlichen Weise vernarbt. Der linke Gyrus hippocampi hatte die
normale Grösse, war aber in seiner ganzen Ausdehnung in eine
prall mit Flüssigkeit gefüllte Blase umgewandelt, deren untere
Wandung von der äusserst dünnen und durchsichtigen Rinde
gebildet war; auf den Einstich spritzte eine klare Flüssigkeit
hervor, und nachdem der innen glatte Hohlraum vollkommen
entleert, war an die Stelle des Wulstes eine tiefe und schmale
Einsenkung getreten. Der rechte Gyrus hippocampi, ebenfalls
von normaler Grösse, war in seiner ganzen Ausdehnung weich
und durchscheinend; nach oberflächlichem Einschneiden floss
langsam eine Quantität klarer Flüssigkeit aus, die, wie sich
ergab, eine Anzahl kleiner und weit mit einander communici-
render Hohlräume erfüllt hatte. Man könnte sagen, dass hier
gleichfalls eine Blase bestand, die aber durch Züge weisser
Substanz, welche unregelmässig nach Art stärkerer und schwächerer
Fäden quer durch den Hohlraum zu der hier dickeren Rindenschicht liefen, unvollkommen in Kammern getheilt war; dem

9*

entsprechend war hier nach der Entleerung der Flüssigkeit der
Wulst nicht durch eine Einsenkung ersetzt, sondern erschien nur
ganz abgeplattet. Im übrigen bot das Hirn keinen pathologischen Befund dar, und insbesondere verhielt sich die Rinde
zwischen Hinterhauptslappen und Gyri hippocampi ganz normal,
ebenso die Tractus und die Bulbi olfactorii.

Ich weiss sehr wohl die Bedenken zu würdigen, welche im
allgemeinen der Verwerthung eines einzelnen physiologischen
Versuches oder eines einzelnen pathologischen Falles entgegen-
stehen. Aber hier liegen doch, wie gar nicht zu verkennen ist,
die Dinge ausserordentlich günstig. Zu dem verhältnissmässig
kleinen Reste der Grosshirnrinde, dessen Functionen noch nicht
durch den Versuch aufgehellt sind, der sicher nichts mit dem
Gesichts- und dem Gehörssinne und höchstwahrscheinlich auch
nichts mit dem Gefühlssinne zu thun hat, in welchem die soweit
noch nicht angetroffenen centralen Organe des Geschmacks- und
des Geruchssinnes zu vermuthen sind, gehört die Rinde der
Gyri hippocampi. Die anatomischen Verbindungen dieser Gyri
zeigen an, dass sie zu dem Geruchssinne in engster Beziehung
stehen. Nun findet sich, wo das fast vollkommene Fehlen des
Geruchssinnes rein und sicher constatirt ist, nichts anderes, das
dazu in ursächliche Beziehung sich setzen liesse, als der völlige
Untergang des einen und die fast völlige Zerstörung des anderen
Gyrus hippocampi. Da scheint mir kein Zweifel mehr möglich
zu sein, dass wir in der Rinde der Gyri hippocampi die Riechsphären zu erkennen haben.

Anmerkungen.

[65] Vgl. o. S. 109.

[66] S. o. S. 115.

[67] S. o. S. 38.

[68] S. o. Anm. 45, S. 93.

[69] S. o. S. 39.

[70] S. o. S. 101.

[71] S. o. S. 38.

[72] Pflüger's Archiv. Bd. 20. 1879. S. 27. — Ich habe hier den
Originalausdruck hergestellt; durch ein Versehen hatte ich früher „Land-
karte" gesagt.

[73] S. o. S. 73.

[74] Vgl. o. S. 6, Anm. *.

[75] Philos. Transact. 1875. Part II. p. 451 f. — Functions of the brain. p. 183 f. (Uebersetzung von Obersteiner. S. 200 ff.)

[76] Der Gyrus hippocampi ist in Fig. 4 der Tafel punktirt und mit O bezeichnet. Die Ausdehnung der Punktirung entspricht der Ausdehnung der Blase, welche linkerseits an dem Gehirne des weiter im Texte besprochenen Hundes gefunden wurde.

[77] S. o. S. 99 ff.

Gedruckt bei L. Schumacher in Berlin.